中断される死　目次

中断される死——現代医療はいかに死に方を複雑にしているか

困難に見舞われていても、その人生に関わらせてくれた方々に捧げる。

はじめに

「この人は?」と、私に向かって大声で問いかけてきたのはラケシュだ。私たちがいるのは緊急救命室(ER)代わりとなった講堂で、彼は救急医療士が運ぶストレッチャーに乗せられた目の前の人を指さしていた。

「彼女は完全に死んでいる《デッド・デッド》」。私も大声で言い返すと、トリアージに戻った。顔に煙の筋をつけた者、コーンシロップで赤く染まった血にまみれた者、作り物の火傷を負った者――惨事の被害者に扮した医学生たちが次々に押し寄せてくる。

カナダ・オンタリオ州にあるマックマスター大学において、研修医である私がこの災害シミュレーションに参加して三〇分が経とうとしていた。同大学病院の救急科――および後期研修医(シニアレジデント)である自分たち――が、不意に殺到した負傷者に対応するという実習である。シナリオは現実に起こりうる内容で、近くのサッカー場で爆発物が爆発し、化学兵器の使用が疑われると、複数の筋から報告されているというものだった。

クリップボードを手に動き回っている黒いTシャツ姿の審査員は、このあとに行われる報告会用に、私たちの行動を細かくチェックしている。一〇〇分間で一〇〇人以上の患者をより分けて手当てしなければならないため、患者を四つある優先順位の中から一つに振り分けて、自分が判断したそれぞれの順位を示す色が付いたインデックスカード大のトリアージタッグ（識別票）を患者の首にかけていくのが、私の仕事だった。

緑色のタッグは問題ない状態であることを意味し、歩くことも話すこともでき、私たちがほかの重篤な患者を診ている間、椅子に長時間座って待っていられる。黄色はほぼ大丈夫という意味合いで、待機させても問題ないが、悪化する可能性もあるということだ。赤色は危険な状態を示し、動脈からの出血や肺の虚脱といった症状を負っており、命を救うための緊急治療を要するという意味である。そして一番良くないのが青色で、これは死を意味する。以前はこのタッグの色は黒色で、〝ブラックタッグ〟は〝死〟と同義語だった。そのため青色に変えられた——黒色のタッグをつけられた友人を目にした人を不安にさせないために。

ただ、問題があった。大量の死傷者が出た状況における青色のタッグの基準は、人々が思っているようなものではないのである。実は死んでいるという意味ではなく、死ぬかもしれないということなのだ。青色が表面上示しているのは可能性——私たちが治療しても、それでも命を落とす可能性があるという意味なのである。トリアージ担当者としての私にとって厄介なのは、人が死ぬ可能性は、次に挙げるような人たちや機材の都合に左右されることだ——医師、看護師、外科医、人工呼吸器、血液、胸腔ドレーン、ＣＴスキャナー、その他病院に関わる諸々。医療資源が豊富にあって、患者のタッグが赤色の場合、外傷チームは命を救うためにできる限りの手を打つ。だがタッグが青色の場合は死体安置所（モルグ）行きとなるのだ。

できるだけ多くの人命を救うという、この実習において最も重要な役割を無作為に割り当てられたのが、ラケシュと私だった。二人ともレジデント（研修医）になって五年目で、病院で一緒に研修を受けていないときは、近くのジェームズ通りにある独立系のコーヒーショップでよくくつろいだ。店はシノニムかトゥルースのどちらかで、そこに長居して高額なカフェインを摂取し続けながら、勉強や雑談に励んだ。

ラケシュは、医者になることに興味がなさそうに見える人物だ。だが、ものすごく温厚なところが、研修時に私が彼と親友になった理由の一つでもある。そのため、この実習の際に彼の興奮した様子や、割り当てられた模擬の外傷室から私に大声で呼びかける姿を目にすると、一種の喜びを感じた。この実習がうまくいっているしるしだからだ。シミュレーションチームが用意した災害において、自分たちは緊張感を抱いていたのである。

そのラケシュが別の重傷者用にちょうどスペースを空けたときに、ストレッチャーに乗せられて運ばれてきた例の患者について、彼が問いかけてきたのだ。私はその女性には青色のタッグを与えていた。周囲の者の目には、彼女は死んでいるのかと、ラケシュが尋ねたように見えただろう。だが彼が本当に知りたかったのは、彼女の死がどの程度のものかという私の考えだった。つまり、彼に割り当てられている貴重な医療資源を使うに値する状態なのかと。そのため、自分のキャリアにおいて初めてのことではなかったが、私は可能性はゼロだと判断した。

それで彼女は「デッド・デッド」だと告げたのである。

その言葉が口から出た瞬間、私は息をついた。この瞬間は頭を使うまでもなく、そんな場面でもなかった。カオスなERで重要なのは、本能であり直感的判断である。むしろ、〝生〟と〝死〟は黒と白ではないと認めることだ。二項対立ではない――少なくとも、この現代ではもう違う。そして私のような医師にとってこの点が、とてつもなく大きな〝死のジレンマ〟を突きつけてきていたのだった。


死者を扱うのは、救急医療士やERの看護師、集中治療室（ICU）の医師の仕事の一部にすぎない。心拍の回復には、生理的な問題を解決する程度で済む。生きるために必要なものはごくわずかで、酸素、ブドウ糖（グルコース）、それに熱だけが、細胞にある動力装置に必要な材料だ。これら三つの材料を周囲の環境から体内に取り込んで、頭の先から足の先まであらゆるものに行き渡らせることができれば、人は生き続けられる。

科学者や医師であれば、生と死を黒か白かという、明確な定義を伴った二項対立の構図で見ることができると、期待する向きもあるかもしれない。私も救急医療士時代には、間違いなくそのように見ていた。救急車のライトを光らせ、サイレンを鳴り響かせて対応した緊急の連絡には、明確な違いが存在した。命を救えた者、胸部圧迫やエピネフリンや輸血以上の処置が必要だった者、自分たちの願いや能力や技能をもってしても救えなかった者（〝デッド・デッド〟）

が。

ところが、救急現場からER、さらにはICUへと職場を移るにつれて、私は死の診断にまつわる明快さを失っていった。生と死の境界線が曖昧になったのだ。しかも、患者が死んでいるのかそうではないのか、よくわからないときさえあった。これは医者として問題である。そこでこの苦境から抜け出そうと、私は本書を書くことにした。すると現代の死の定義を探るうちに、本書は読者の役にも立つかもしれないと思うようになった。というのも、否が応でも、人はみな死ぬからである――あなたも私も。だから、自分はそうならないなどとうそぶくのは、もうやめるべきなのだ。


本書は、ラケシュと私が実習時に経験した、行き渡る薬が十分にないために、生存可能性が最も高い者に貴重な医療資源を優先させなければならないような事態を想定した、テロリストによる攻撃やパンデミックに関するものではない。過剰医療のせいで生じた日々の苦しみについて書いたもので、その状況こそが、患者がデッド・デッドになるのを遅らせはしても、命を回復させるためにできることはほとんどないという、医師が用いる医療技術（テクノロジー）や薬に関して増え続ける選択肢がもたらした、新たなグレーゾーンなのだ。

この本で取り上げているのは、死よりもひどい場所である。家族がすがりついている希望を見限った医師が、自らのエゴを増長させながら患者の体をいじくり回し、命を救う者としての役目を果たせなかったと認めるのを恐れている場所だ。生と死の間にある場所、個人的にはそこに入りたくないと思いながら、医者として治療を課せられた患者をそこに送り込むという罪を何度となく犯している場所についての本なのである。

第一部

死は、いつからが死なのか？

第一章　ポリシー四・四

すべてはカヌーの舳先《へさき》で始まった。正確な日時は不明である。何しろ私は生後わずか八週間だったのだから。カナダのオンタリオ州北部でのカヌー漕ぎは一年に三カ月ほどしかできないが、長い夏のおかげで楽しい体験が得られる。このとき両親はクラブ・レイクでカヌーを漕いでいて――その名称にもかかわらずカニ《クラブ》はまったくいない湖《レイク》だった――木のパドルからの水しぶきが、私の顔に当たっていた。どういうわけか、顔に水がかかるのを私は嫌とは思わなかったらしく、これはその後の私の動向を垣間見せるものだった。数時間後、暗く静かな湖の真ん中で父は私の足を湖の水につけさせたが、私は魚のごとく水を気に入ったという。さらに子ども時代の私は、毎週の水泳教室を楽しみにするようになった。鉄道線路沿いの工業地帯にあるバックラー・アクアティクスという民間のプールへ行くときは、友人もおもちゃも、それにテレビでやっていた『きかんしゃトーマス』もほっぽりだしたものだった。

その後、『きかんしゃトーマス』を卒業した私は、『ER　緊急救命室』や『ベイウォッチ』といったテレビドラマに夢中になった。ヒーローが駆けつけては、人工呼吸や心肺蘇生法（CPR）、除細動、緊急手術を行って、カッコよく人命を救助するのである。テレビにおける蘇生処置を調べたある調査によると、ドラマでの蘇生処置後の生存率は現実世界よりもはるかに高かったという。それでも私は、人命をあっさり救うことができるフィクションの世界に釘付けになった。

水泳教室に通い続けた私は、ブロンズメダルとブロンズクロス〔ライフガードの助手資格〕を手にして、カナダ国内のナショナル・ライフガード・サービスに加わる資格を得た。ライフガードの試験については、一六歳の誕生日を迎えた直後に受けられるように調整した。その日程だと、最も早く資格を手にできるからだ。その年の夏、私は団地のプールでアルバイトを始めたが実に退屈な仕事で、かつてテレビ画面にかじりついて見ていた、アクション満載の『ベイウォッチ』とは似ても似つかなかった。

そんな折、私はライフガード仲間の誕生日パーティーで数名の救急医療士と知り合ったことがきっかけで、彼らの後に続くことになる。家の近所にあった大学の救急医療プログラムに参加すると、二〇〇六年に二一歳になった最初の週には、フルタイムの救急医療士になった。反射材のついたズボンと襟付きシャツに身を包んで、呼び出しに応じて救急車のライトを光らせサイレンを鳴らしながら人命を救い、少なくとも自分の心の目では、その昔にテレビで見たヒーローたちのようになっていた。

私は救急医療士として、多くの人に死亡を宣告した。その判断を下すのは、当時はかなり容易にできた。救急車や救急ヘリコプターに乗った私が一〇年間にわたって所属したオンタリオ州保健省には、人が〝明らかに死亡している〟とみなす際のチェックリストがあった。救急医療士の訓練生が試験の際に暗唱するタイプのもので、俗に〝ポリシー四・四〟と呼ばれていた。

このリストには、わざわざ明記する必要のない例も含まれていた。首の切断、死後硬直、黒焦げの焼死体、そして想像以上に救急医療士が目にする機会が多い、明らかな腐敗である。私の記憶に残っているのが、エレベーターを降りた瞬間に死亡を宣告したケースだ。そのアパートの一室から漂う悪臭たるや、間違いようのないものだった。私と同じくアパートの管理人も、その部屋の扉の向こう側で何を見つけることになるのか、わかっていた。

ポリシー四・四の貧弱な言葉を用いるなら、ここに挙げた以外の死は〝明らか〟なものではないことになる。ただ、私が判断を下すのには、長い時間はかからない。脈拍がなく、呼吸もしていなければ、生きていないのだから。心臓モニターを体に当てはしても、これはほとんど形だけである。死人には見た目に特徴があり、私は救急医療士として、それがよくわかっていたからだ。

死んでいることが明らかになると、私の仕事は終わる。救急車のライトもサイレンもなく、慌ただしさもなく、テレビドラマのような瞬間も訪れない。腕時計に目をやって、同僚にうなずきかける。命が終わりを迎えたことが確定したのだ。白い布（実際のところはサーモンピンクと薄いオレンジの中間色）を用意して遺体を包み、部屋から出ると次のような言葉をかけて、見知らぬ人たちの人生を打ち砕くのである。

「お気の毒ですが、彼女は亡くなられました」

それでも、死がそれほど明らかではないときもあった。ポリシー四・四の判断基準に合致するものがなかった――死相がまだ出ていなかった――人の場合は、私の心は急いでその人を死の淵から引きずり戻すために自分にできることを見極めようとした。そのようなときのために、私のようなアドレナリン・ジャンキーは訓練を積んできたのである。さながらエンジンが両方ともダウンした設定のフライトシミュレーターを操縦しているパイロットのように。このような状態の人を表す用語が死期間近《サークル・ザ・ドレーン》で、その見た目もよくわかっていた。私たちは死に対して手順通りの攻撃を始めていく。二名の救急医療士がほとんど言葉も発さず、まるでまばたきをするのと同じくらいの自然さで、頭に刻み込まれた手順を次々と進めるのだ。

まずは胸郭を素早く強く叩いて、心臓から血液を拍出させる。気管に呼吸管を挿入すると、酸素が満ちたバッグを口にあてがい、暖炉に空気を送り込むふいごのように、バッグをつかんで肺に酸素を送り込む。腕の静脈にはカニューレを挿入して、心臓に素早く届くよう、アドレナリンを血液に直接投与する。そして、運良く心臓の筋細胞に電気的活動が探知できた場合は、二〇〇ジュールの電気ショックで細動を止める。

バシッ、バシッ、バシッ。私が行った心臓の除細動の最高記録は一人の患者に対して一三回で、これは手順上必要とされている三回を大幅に上回る数だ。台所でも私道でも、病院へ向かう道中でも行った。このときは消防隊のチームが、体力を使う胸部圧迫をローテーションで行って、酸素感受性が高い脳へ血液が流れるようにし続け、もう一人の救急医療士は換気バッグで用手換気《バギング》を行っていた。救急車内では誰もが膝や肘を使って踏ん張り、クモのように手足を伸ばして倒れないようにしたが、車が角を曲がったり路面で跳ねたりするたびに、私たちの体は大いに揺れた。

バシッ、バシッ、バシッ。

〝救急車〟という赤い電光表示がある病院のガレージ前で、車は急停止した。サイレンを切ったので、世界一遅いのではと思われる速さでゆっくり開くガレージのシャッターを待つ間は、薄気味悪いほど静かだった。不安が高まり、互いの顔を見合わせる。まだ四〇歳という今回の患者は家族の目の前で倒れてしまい、妻がすぐさまCPRを行う間に、娘が救急に通報したのだ。もしも助かる人がいるなら、この男性である。私が電気ショックをもう一度与えたところで、救急車の後部ドアが開かれた。

およそ一時間後、心電図はフラットラインを示した。救急科の医師が患者の胸部に超音波探触子（プローブ）を当てると斜めにずらして、心臓の動きが依然としてないことを画像で示した。原因としてほかに考えられるのは、酸素化血液を心臓の心室に送る主冠動脈の片方が、巨大な障害物のせいで詰まっているというものである。二〇〇七年当時は、この状況に対応する術《すべ》はなかった。そのため、蘇生室にいた一〇人以上の専門医はお互いの顔を見回すしかなく、汗まみれの状態で、ため息をついたり顔をしかめたり目を閉じたり、あるいは患者がデッド・デッドになったときにすることをしていた。この時点で私はその場を離れると、ラテを飲んだ。疲れ果てていたが、まだ九時間もシフトが残っていたからだ。

救急医療士時代の私は、いつも制限をかけられているように感じていた。研修にも機材にも制限があり、救急現場での自分の仕事を屋内の事務作業と思わせるために書かれたような、くだらない規則による制限もあった。私は重篤患者をERで引き渡すのが嫌だった。患者のその後について、二度と聞くことがなかったからだ。私の見立ては正しかったのか？　自分の処置はうまくいったのか？　救急医療士だった私は、それらに対する答えを知ることがなかったのである。

私は自らの職務において、自分にできる以上のことを求めていた。救急医療士でいることは嫌いではなかった。むしろ大好きで、自分が手にできた仕事で最高のものだったと、今でも思っている。トロント市内を救急車で移動したり、オンタリオ州の田舎の上空二〇〇〇フィート（約六一〇メートル）をヘリコプターで飛んだりしたときも、天職を見つけたと思っていた。だが、何かが欠けていた。そして、それを見つけたくてたまらなくなったのである。

この私の心境は指導担当の人たちも気づいていて、トロントの救急医療サービスの副部長にまで上り詰めた救急医療士のアラン・クレイグは、私にこう警告してくれた――「もし君が医学部に出願しなかったら、自分で自分を決して許せなくなるだろう」と。アランは修士号を取得して、市の管理部門でまたたく間に出世を果たしたが、医学部に出願したことはなかったという。自分が歩んだかもしれない別の人生を語る彼の様子からは、後悔の念が手に取るようにわかった。私に同じ思いを味わわせたくないと望んでいるのだ。医師が褒め称えられるのを、アランはいつだって理不尽に思っていた。カナダで最高の救急車サービスの一つを築き上げた彼は、ほとんどの医師が一生かかっても救えないほどの人命を、自身のキャリアで救ってきたのだから。ただ、救急医療士が救急科の医師や看護師から下に見られることがよくあるのは私も知っていたし、アランは私よりも長いこと、それを身をもって体験してきたのである。

歳を重ねて頭髪がなくなったアランの顔に刻まれた皺は目を際立たせていて、子犬のような眼差しをもたらしていた。彼に対して「ノー」とは言えても、それはいつまでもできるわけではない。彼は〝ロングゲーム〟が得意で、ディナーの席や会議に向かう機上、それに例えば臨床や研究計画についての電話において、時間をかけて論理を組み立てていく。その彼がとうとう、私が医学部に出願する計画を練り上げた。かつての自分自身に対する反省からである。

何年にもわたって急かされた末に、ついに私は根負けして医学部に出願することになった。出願者は全員がオンラインで性格検査を受けることになっていて、これには倫理的・道徳的ジレンマに関するビデオの視聴と、それらに対する自らの回答を伝えることが含まれていた。二〇一〇年の秋、私はこの評価を受けるためにシステムにログインすべきタイミングで、バックパック旅行でモロッコにいた。港町タンジェ（タンジール）でワイファイを完備したそれなりのホテルを苦労して押さえたものの、ビデオが再生されないというトラブルが生じて、実際には視聴していないビデオの内容に対して自らの回答を伝えるという目に遭わされた。このときの私は、医学部に受かるチャンスを逃したことよりも、（ホステルに泊まっていたら四ユーロで済んだのに）ホテル代に四〇ユーロ払ったことのほうに腹を立てた。

それでもアランは私を説得して、もう一度トライさせた。翌年に再度出願したところ、今度は中国西部を旅していたときに、オンラインでの評価の日程が組まれた。実は若い救急医療士にとって、四週間の休暇をとれるのは一〇月だけなのである。パラメディシン（救急医療補助）の世界ではなんでもそうだが、組合が公表する勤続年数だけが評価基準であり、私は勤続年数がかなり少なかったため、休暇を自由に組めなかったのだ。おまけに中国では、スターバックスに行っても無料のワイファイ接続が得られるとは限らない。そのため、またもやホテルに賭けざるを得なかった。そしてこのときは、四川省成都でシェラトンを見つけることができたのである。

幸いにして接続はなんとかもち、ビデオを視聴することができた。そして、幼いわが子のために離乳食の瓶を盗んだ貧しい母親は告発しないこと、新薬を採用する見返りにハワイ旅行の招待は受けないこと、さらには火星へ行くミッションが実施された場合には自分は優れたチームプレーヤーになれることを伝えた。私は自分のことを愉快で愛想のよい人物であると売り込み、さらには――いい医者になれるとは思われないだろうが――医学部の面接には進めそうな問題解決者《プロブレムソルバー》といった流行り言葉を、次々と繰り出した。

二〇一二年五月、私はマックマスター大学医学部への入学が晴れて認められて、三カ月後にはハミルトンに移り住んだ。トロントの南西一時間のところに位置する、〝オンタリオの脇の下〟という愛称を持つ土地に。この名前の由来は、かつて鉄鋼業が栄えていた時代に、悪臭が霞のようにこの街を覆っていたからだ。ハミルトン生まれの人は自分たちの街を「トロントのブルックリン」と呼んでいるが、実際にブルックリンを訪れたことがある人に言わせれば、これはただの妄想だろう。シノニムとトゥルースという私の行きつけのコーヒーショップに関しては、ブルックリンにあっても違和感はないだろうが、双方の土地で似たところといえばせいぜいその程度である。

私は救急医療の仕事を非常勤にして、さらに数カ月後には救急ヘリの上司たちが求める最低シフト数をクリアできるようにするため、救急車の仕事をやめた。救急ヘリと救急車では、私は前者のほうが好きだった。救急ヘリで高速道路のど真ん中に降り立つことほど、クールなものはないからだ。私はその仕事を二〇一八年四月まで続けたが、研修医の仕事で求められることがあまりに多くなったため、やめるよう頼まれたのである。

研修を積んでいくうちに、私の肩書のランクはどんどん上がっていった。学生に始まり、実習生、インターン、ジュニアレジデント、シニアレジデント、フェローになって、ついには誰もが望む指導医になれた。これは最高クラスのコンサルタントという立場で、自身の分野における専門家であり、週八〇時間労働はもう求められないことを表向きは意味していた。

出世の階段を上ると同時に、求められる責任も増えていった。これには不安が付き物で、自分は責務をきちんと果たせるのかという不信感を常に覚えさせられる。このインポスター（詐欺師）症候群に関する文書はたくさんある一方で、効果的な治療法は存在しない。私が解決しなければならない状況が複雑になるほど、自分は詐欺師なのではという思いが強くなり、私にできたのは再確認のために――そしてその状況における自らの責任を分散させるために――医者を呼ぶことぐらいだった救急医療士時代が懐かしく思い出された。今や私には呼ぶべき人はおらず、死を宣告する判断を下すのは私だけとなったが、ポリシー四・四の基準に適合するような患者には一度として出くわさなかった。救急医療士の友人もそういった患者をＥＲに運び込むことはまったくなく、実はそのような患者は現場に残されて、検視官事務所が回収に来るのをデッド・デッドの状態で待っていたのである。私が死を黒か白で見る日々は終わりを迎え、今ではグレーの色合いになっており、自分を導いてくれる方針マニュアルも存在しないのだった。

ＥＲでは、自分には死に待ったをかけるためにできることが以前よりもあるように思えた。ほとんどの場合において、ＥＲで救急医療士として行うのは形だけのものであり、どこの蘇生室の壁にも貼られている手順の正しさを、直感的に証明していくのである――ＣＰＲのサイクル数、除細動の仕方、五分ごとのアドレナリンの投与などといった、判で押したような手順を。その場に一〇分もいればわかってくるが、目に入るのは、フラットライン、もがくような体の弱い動き、拍動を打てないほど重病の心臓による痛ましい波形の記録で、その一〇分が過ぎると、室内のエネルギーは弱まっていく。すると医者は息をつき、恐ろしげに見開かれた患者の目をのぞき込んで、唇をギュッと結ぶ。というより、私はそうしていると、看護師の一人に言われた。ブラフをしているポーカープレイヤーのように誰にもそれとわかる癖があって、私の場合は唇をギュッと結ぶが——それも左側を強めに——そのせいで鼻の先がやや右に傾くという。それでその看護師にはわかるのだ。私が途方に暮れて、望みをなくしていることが。

私の場合、テレビドラマでやるような死亡時刻の宣告はわざわざしないことがほとんどだ。同僚たちは戦いが終わったとわかっているし、記録係が誰であれ、私と同じように時計を見ることはできるのだから。誰もが部屋を後にすると、ほかの仕事に戻るのである。

だが、次のようなケースは常にある。なぜ自分が午前三時に、インフルエンザや慢性の背痛、マリファナによる吐き気を抱えた風変わりな飛び込みの患者たちに囲まれているのかを思い出させるようなケースが。そういった場合には、いつもの手順は脇にやって、ひたすら仕事に打ち込むことになる。エネルギーは切れず、誰もやめようとは思わない。このようなケースは患者一〇人につき一人程度かもしれないが、それこそがやる気を失わせるような世界中のＥＲで人々が働いている理由である。こうしたときに命を救えると——ＲＯＳＣ（自己心拍再開）というもの――嬉しく感じられるからだ。

ERで研修医を務めて数年が経つと、私は救急医療士時代と同じ不満を覚えた。病気の次の段階に入った患者たちについて、もっと多くのことを知り、もっとたくさんのことをして、その人たちの面倒を見続けたいと思ったのである。私はこのことを、指導者の一人であるランディ・ワックスに話してみた。恰幅《かっぷく》が良くいつも楽天的で、甲高い声の持ち主である彼は、教えるのが上手な素晴らしい指導者だった。トロント大学の医学教育部門で教授となって人々の尊敬を集めると、その後はトロント東部にある地域の大病院で、教育と救命救急医療の両方でトップの地位に就いたのである。

私が初めてランディに会ったのは、航空救急医療士を志望するクラスを教えるために彼がやって来た二〇〇七年のことだった。その当時の役職では足りないとでもいうように、彼は救急医療士になりたいと思っていた。そこでその夢を少しでも実現させようと、救急医療士が衛星電話を使用して指示を求めてくる救急ヘリのディスパッチセンターで電話担当を務めてもらったときもあった。

ICUで仕事をしたら私の渇きは癒されるだろうと、ランディに言われた。そこでなら、重病疾患の様子を最初から最後まで目の当たりにできるからと。患者がERのエレベーターで運び込まれてきた瞬間から、亡くなるか回復する瞬間までを。ICUにおける、生か死かというこの二項対立は印象的で、ＥＲよりもはるかに強烈だという。ランディが言うように、医師が行うのは「蘇生か緩和」のどちらかという両極端なものだが、どちらも等しくやりがいがあると、彼は請け合ってくれたのだ。

私はランディが率いるＩＣＵで手伝いを始めて、週末には二四時間のシフトに入ったが、どの瞬間も満足できた。患者のベッドを次々と見て回り、脳卒中や心臓発作、さらにはすべての状況の中でアドレナリンが最も湧き出るものに対応した――それがコードブルーである。

コードブルーについてはテレビなどで広く知られているので、詳しい説明は不要かもしれない。病院で流される、最も優先度の高い緊急アナウンスのことである。頭上にあるスピーカーからこの言葉が鳴り響くたびに、私は落ち着かない気分になった。コードブルーはテレビで目にするほどには、単純でもスムーズに進むものでもなく、大抵は見るに堪えないとされるものだからである。しかもコードブルーを経験すればするほど、ますます気が滅入った。バリエーションが数多く存在したため、それらを覚える必要もあった。

私はトロントにある外傷センターの一つで科学の修士コースを専攻していたときに、医師や看護師、呼吸療法士、薬剤師からなるコードブルー・チームの行動調査に関わったことがある。薬や電気ショックを与える際に遅れが生じた理由や、命を救うために改善可能な、プロセス上の問題点となりうるものを理解しようと、コンピューターのデータを細かく調べたのだ。そのときは昔のウォークマンほどの大きさの、コードブルー用のポケットベルを携帯していたが、一年も経たないうちに、対応したコードブルーの数は一〇〇件を超えた。救急医療士時代の私の仕事が、チームを先導して、患者と心拍から目をそらさないことだったのに対して、この調査時は、患者のことはほとんど無視して部屋の角に黙って立ったまま、チームの仕事ぶりを評価するのが自分の役目だった。

私はコードブルーにすぐに不満を抱くようになった。二年目の内科研修医たちがコードブルーを担当したが、その仕事ぶりは平均以下と言えた。彼らを責めることはできない。その多くにとっては、自分が担当する最初にして最後のコードの一つにすぎないのだから。私はコードブルーからはできるだけすぐに距離を置くようになった。それも、時には作業が終了する前に。見ていてどうしても耐えられなかったからだ。救急医療士はシミュレーターで訓練を何年も積んだ末に、蘇生術を行う権利をようやく手にする。だがこの病院では——私が勤めたほかの大学病院と同じで——週末コースを受けさえすれば、人命の最後の責任を担えるかのような状況だった。過酷なシミュレーターの訓練さえ必要とされなかったのである。

私はそれまでの経験から、蘇生術を行う人々のパフォーマンス向上のために、科学に基づいた自らの努力を捧げたいと思うようになった。心臓が止まった人は誰もが、手順ができる限り完璧に定められている、エビデンスに基づいた医学的対応を受けられるという、理想主義的な夢とともに。第二の人生を手にする最大の機会なのだから。

ただ、時が経つにつれて、驚くほど明快にわかってきたことがあった。蘇生術を決して受けるべきではない人もいるのだ。

私にはＩＣＵで働く技量があると見て取ったランディは、ＥＲとＩＣＵの両方で働ける資格獲得を目指して、さらなる訓練を受けるよう私の背中を押すようになった。彼はＥＲとＩＣＵを、それぞれ「下の階」と「上の階」と呼んでいたが、これは大半の病院の実態を表していた。ランディ自身は（医学界では〝ピット〟として知られる）ピッツバーグ大学で研修を重ねたことから、フェローシップ（ほかの病院で研鑽《けんさん》を積むことやその資格）獲得のために私にもアメリカとの国境を越えて北緯四九度線の南に行くよう言ってきた。カリフォルニア州にあるスタンフォード大学医療センターで面接を受けたときは、ここが自分の次なるホームになると、はっきりわかった。私を面接したＩＣＵ室長は緩和ケアの博士号を持っていたため、このときの面接はさながら死のジレンマに関するジャムセッションの様相を呈した。

私は荷物をまとめると、トロントのＥＲの指導医という仕事は一旦休んで、サンフランシスコ行きの最後の直行便の一つを予約した（新型コロナウイルスの発生により、直行便は続々とキャンセルされつつあった）。空港まで送ってくれたボーイフレンド（現フィアンセ）のフェルナンドと長い抱擁を交わしたのち、私は救命方法の会得と、さらには人命救助が非現実的な場合にすべきことに関して自ら抱いている違和感への対処方法を引き続き探求するべく、飛行機に乗り込んだ。
訓練は続けたが、人命救助は有能な救命救急医になるために解くべき方程式の半分にすぎないように思えた。それに私には、どれだけ手を尽くしても死ぬ運命にある患者との接し方を見出す必要もあった。私の不安は二つの恐怖から成っていた。一つは、私は人の命を救うには力不足で、治すべき何かを見落としているのではという恐怖。もう一つは、治すべきところがもう残っていないにもかかわらず、患者を尊厳死へ導くことがどうしてもできないという恐怖である。

医学部に通ってから八年、さらには救急医療士として働き始めてから一五年も経つのに、こういったことがいまだに私が学ぶべき課題であるのは奇妙に思われるかもしれない。世界中で毎年五〇〇〇万人以上の人が亡くなっていることから、死について知るべきことは、医者はもはやすべて知っていると思われるだろう。だが実際は、私たちはほとんど何も知らないに等しい。しかも、医療に関するテクノロジーや科学が進歩するたびに、おそらくは以前ほど知らなくなっている。この分野を研究したパイオニアであるスイス系アメリカ人のエリザベス・キューブラー・ロスが、死期が迫った入院患者を長年インタビューしたあとで、死とは「科学における最大の謎」と述べている。彼女がこの言葉を口にしたのは五〇年以上も前だが、現在でもまさに真実を表している。

今の私がほぼ毎日直面しているのが、自分に託された命を救えず、その一方で死は決して黒か白かではないという状況だ。臓器を移植する医療技術が作り出したこの現実は、混乱をもたらしている。患者は死んでいるのに心臓は脈打っているとか、チェスをしているのに鼓動がまったくないという現実なのだから。

救急医療士時代に、私が一〇〇パーセントの確信もないまま、人の死を宣告したケースは思い出せない。もしも私がリビングや寝室、それかトイレで（便器と壁の間にその身を挟み込むようにして亡くなる人は驚くほど多い）心臓を動かせられなかったら、誰にもできなかっただろう。その人が死んでいる場合には、私は自信を持ってそう宣告するし、家族もそれを受け入れる。ただ救急現場では、取り外す生命維持装置は一つもない。そのため私は家族のことは気にせずに判断を下して、フラットラインを示す心電図のスイッチを切るのだ。

これは簡単だった。ところが医者として経験を重ねるうちに、死を宣告する際の自信は強まるどころか、むしろ少しずつ揺らいでいったのである。

とりわけ印象深い出来事として記憶に残っているのが、小児集中治療室のシフトでの一件だ。車で一時間ほどの地域病院で一一歳の少年が重篤な腎感染と診断され、切迫した状態でヘリコプターによって運ばれてきた。感染は腹部から始まり、免疫系を誘発していた。そのため免疫系は混乱して、体の助けとなるべき化学物質を生成したが、それらは実際には益よりも害をもたらすものだった。血圧は危険なほど下がり、そのせいで脳は繊細なニューロンに酸素を十分に供給できなくなっていた。肺が機能不全を起こし始めたため、人工呼吸器を使って酸素を空気通路の末端にある肺胞——葡萄の房のように膨らんで、ガーゼのように薄い壁を持つもの——に広がる血流へと送り込まざるを得なくなった。

私たちのどの治療に対しても、少年の体は反応を示さなかった。検査値は悪化するばかりで、体から血色と生命が失われていくのが目に見えるようだった。

真夜中頃に、私の上司が声をかけてきた。「彼はおそらく死んでいるわね」と。この彼女の発言は脳が死んでいるという意味で、ＩＣＵの患者は多くがそのようにして亡くなるが、それでも私たちは機械や点滴は外さないままにして、脳の機能が停止したあとも長いこと心臓を動かし続け、肺を呼吸させ続けるのである。

「朝になったら脳幹を検査しましょう。私は家に帰って少し寝てくるから」。上司はごく普通の調子でそう言うと、ＩＣＵの大きな自動ドアから出て行って、その少年とほかの一一人の子どもたちの世話を、夜明けまで私に託した。

死んだと思われる少年の世話を任されたわけだが、もし死んでいなくても、そのときはまもなく訪れるはずだった。翌朝、ＩＣＵ内の患者一二名の血液検査と胸部レントゲンの結果を見たのち、例の少年の脳幹を調べた。刺激を連続して与えても——頭部を素早く動かす、外耳道に冷水を注入する、吐き気を催させるため喉の奥へ吸引カテーテルを突っ込む——反応はまったくなく、私たちは確信を深めた。

脳死宣告における最終段階は、人工呼吸器のスイッチを切って、脳が呼吸を誘発するかどうかのチェックである。一〇分間待って、深吸気《しんきゅうき》を誘発する水準を上回る二酸化炭素濃度を確認した。少年の胸部は動かなかった。彼は死んだのだ。時刻は午前一〇時一五分だった。

私は机に向かうと少年の死亡診断書を記入し、一方で臓器移植コーディネーターは私の横に座って、臓器の割り当てを考えながら携帯電話で話していた。翌朝、太陽が昇るはるか前だったが、私は手術室に入ると、少年の心臓を取り出すのを手伝った。こうして、私たちが死んだとみなしてからおよそ二八時間後、さらにはその死を宣告してから一六時間後に、少年はデッド・デッドになった――心臓以外は。アルバータ州のどこかで、彼の心臓は現在も脈打っている。この少年の心臓は間違いなく生きているのだ。


この体験はすべてが、二〇一四年当時の私には甚だ奇妙に思われた。私が脳死の宣告場面に立ち会ったのは、このときが初めてだった。救急医療士時代には自ら死亡宣告を何度となく行っていたが、これほどまでに注意を払い、細部にこだわって、本当に亡くなったことを確かめなければならなかった状況は、一度としてなかったからである。

それでも訓練を積むにつれて、脳死の事例は一種の気休めになった。脳死と診断されると、蘇生を試みる私たちの努力は終わりを迎えて、患者の命を救うことから、利用可能な臓器を頼りとする人たちの命を救うことへと、パラダイムシフトが起きるためである。つまりは最終決定であり、すべての終わりを意味したのだ。

私のような医師が本当の苦しみを覚えるのは、脳死患者ではなく重篤患者に対してである。生き延びるためにあらゆるテクノロジーを必要としながらも、有意義な形での回復は望めない人たちのことだ。

私は新型コロナの流行の際に、ウイルスによって生命維持装置が必要になるほど症状が悪化した患者を何百人も治療した。半数以上は生きながらえて、ＩＣＵを後にした。残りはウイルスによって肺をズタズタにされながら、ゆっくりと何週間もかけて亡くなっていった。コロナウイルスに対する体の反応は役に立たない場合も多かった。免疫系から放出される化学物質により、スポンジ状の肺はスチールウールのように硬くなる。それがひとたび起こると、回復するには肺移植しか手段がなくなるが、ほとんどの患者は移植候補にならないのだ。さらに悪いことには、ドナー肺よりも移植を待つ人の方がはるかに多かったのである。

このときは医療関係者への指針として、専門家が肺移植の候補者についての基準を考え出した。その基準に従うと、候補から実にあっさり外される人もいた。太り過ぎの患者は不適格とされることが多かったが、理由は太り過ぎのコロナ患者には、さらに厳しい結果が待ち受けていたからである。ウイルスに侵された肺は肥大した腹部が邪魔をして広がりにくく、そのため治りにくかったのだ。

この基準のせいで、私たちは難しい立場に追い込まれた。三〜四週間もすると、回復に向かっている患者と、そうはならないと思われる患者の見分けがつくようになったからだ。実は政府の最高レベルではもしものときのための代替案が考えられていて、使える機材に限りがある場合は、望み薄の患者の人工呼吸器を一方的に外すことを認めるという内容だった。幸いにして私の職場では、この最悪のケースは起こらなかったが。

それでもなんらかの方針があれば、色々な面で役に立っていたかもしれない。生存可能性がほとんどない多くの患者に関しては、家族も医療チームも避けられない結果を受け入れるのに苦労していたからだ。

コロナがピークを迎えていた頃に担当した三〇歳の男性のことが、今も記憶に残っている。もう助けようがないほどの容体で、追加で手配した機械や移植の割り当てからも外される状態だった。打つ手はもうなかったのだ。彼は来る日も来る日も、致命的なアクシデントに見舞われた。人工呼吸器による酸素の供給量が十分ではなかったときは、私たちは急いで安全装置をあてがうことにして、病室に駆け込むとアンビューバッグ（蘇生バッグ）を使って手動で肺を膨らませ始めた——このバッグがまさしく肺に酸素を送り込むふいごの役割を果たしたのだ。この作業を一時間以上も続けて自分の手がしびれてきたときもあったが、彼が再び機械につながれるまでは、肺に酸素を送り込まねばならなかった。私はその間ずっと、自分たちは一体何をしているのだろうと思っていた。

患者家族と電話で話す際は、端的ながら、さほど明確ではない言葉を使う。「今日の状態はちょっと良くないです」とか「もちこたえられるかどうか、非常に懸念しています」という感じで伝えて、「もう終わりです」とか「まもなくお亡くなりになるでしょう」とは決して言わない。そのためこの患者には必要以上に長く、現代の集中治療による苦しみと試練を味わわせ続けた。

最後には、男性の心臓が止まった。胸部圧迫をしても役に立たないとはわかっていながらも、それでも行った。医学生から渡されたメモに、家族は〝あらゆる手を尽くすこと〟を望んでいると書かれていたからだ。

この患者が亡くなったのが自分の勤務時間でなくて、ホッとしている。もしその場に居合わせたら、同僚たちが胸部圧迫を行う姿から目を背けずにいられたか、自分でも自信がない。このような結果をまったく気にしない医師もわずかにいる。心臓が止まったら、もうそれでおしまいだと。だが多くの病院の文化ではもっと手を尽くすことが求められていて、効果がないと誰もがわかっていても、非常手段を講じる者がＩＣＵでは多いのだ。

こういった光景は、コロナ下では何度となく繰り返されたが、「打つ手はない」と口にする医者はほとんどいなかった。患者の多くはフルコードだった。医療チームは終末期肺疾患向けではない手法を用いてでも、蘇生術を極限まで行わねばならないということだ。ＣＰＲや人工呼吸が効果があるのは、プールから助け出した人が無反応の場合やカジノで大当たりして心臓が止まった人に対してであり、ほかの臓器が停止してしまっている場合には効果はない。心臓が止まるのは肺が破壊されているためで、心肺機能が停止すると尊厳のない哀れな死が確実に訪れるだけである。私は訓練を積んだカナダのERでの慣習に基づいて、コロナにかかった末期患者に対しては、最終的にCPRを行うのをやめた。これには、アメリカ人の同僚――看護師、呼吸療法士、その他の医師――は多くが激しく動揺した。私のほかにも、一連の蘇生術を行おうとしなかった者がいる。あるICU室長が「無駄な治療は行わない」と宣言したからだ。ただ、どんな手も打つという考えにとらわれているほかの者たちは、時には三〇～四〇分にわたって心肺蘇生を続けて、最期の瞬間が訪れるまであらゆる手を尽くすのである。

このような状況になると、注射器や除細動器のパッドが無駄になるだけでは終わらない。家族はほかの場所へ遠ざけられ、穏やかで落ち着いているべき場所は大混乱に陥り、スタッフは本能に基づく反応を見せて、患者に対して費やされた最後の努力について、「酷《むご》い」とか「倫理にもとる」といった言葉を口にする。これは三方損の状況だ。

だが、このような形になる必要はないのである。

ICUでは、コロナにかかって肺がボロボロになったこの三〇歳の患者の場合とは違って、死は必ずしも不可避ではない。可能性がある場合もあり、そのようなときには医師は単純化した説明をしがちである。可能性は大きくはないが、間違いなく存在する、と。「一体なんの可能性なのか？」ということの説明は、医者は得意ではないのだが。

一部の患者にとっては全快する可能性かもしれないし、別の患者にとっては栄養チューブや人工呼吸器をつけられた状態で介護施設に入る可能性かもしれない。だが、一か八かに賭けて、医学的に可能な〝あらゆる手を〟打つよう求める患者は、それが意味することがわかっていなくても、そう望むのだ。

選択肢がある場合――選ぶのは私だけではないが――私は選ぶ際に不可欠な役割を果たしている。私が正直かつ明確な評価を下して、その内容を患者家族に伝えることによって、彼らは愛する人とお別れをする決断を落ち着いた心境で行うことができるのだ。私がこれを問題なく行い、家族が先入観を持たずに細かい点まで受け入れて納得できると、その死が確実ではあっても、美しく穏やかで、苦しみのないものになる。安らぎとけじめがもたらされ、手の施しようがなくて現代医学の恩恵を得られずに亡くなることに伴う、実存的苦痛や胸部圧迫による肋骨の骨折といった混乱が避けられるのだ。

それでも曖昧な事態はしょっちゅうあるうえ、決断が先延ばしされるとその影響はかなりつらいものとなる。私が職場で涙を流すのは、大抵は言葉を交わしたあとだ。患者家族の目を見て話さなければいけないのに、彼らが知るべき内容をきちんと伝える気になかなかなれないのである。技術の進歩のおかげで、死があまりにも早く訪れるのは防げるようにはなったが、一方で寿命が到来することも先送りしている。先進技術によって死を免れる能力がもたらされたため、その技術をどのタイミングでどのように用いるかという見識も、医師は持ち合わせねばならなくなった。死は万人にもたらされるものだからだ。天寿を全うする方法は、医学部で教わるものでもなければ、病院の廊下で話題にされるものでもなく、人間の文化において重大な空白となっている。この空白ゆえに私は本書を書いた。人命を救うという自分の努力が逆効果になりかねない事態に関して、ある種の平穏が得られるようにである。

生と死の間に存在するこのグレーゾーン——厳しくてつらいこの場所に、私はとらわれたのだ。

第二章　死についての簡単な歴史

今からおよそ一世紀前の医師たちは、患者に死期が迫っても、ジレンマに遭遇することは普通はなかった。死はただ単に、起こるべくして起こるものだったからだ。肺が呼吸を止めて、心臓が動くのをやめると、誰もそれに対してできることは何もなかったのである。あまりにもありふれたことで、生涯を通じて使ったベッドに横たわり、家族に見守られながら死を迎えるというのがほとんどだった。

私にも、そのように単純だった時代を望むときがある。臨床検査も画像診断も移植手術もなかった時代を。調合薬や医療器具はいくつかあっても、当時の医師が頼りとしたのはほぼ自らの才覚だったのだ。

死のジレンマを切り抜ける方法を見つけるのに苦労しているのなら、単純だった時代を振り返ることから始めればいい――主要臓器の代わりを機械が務める前の時代を。そう気づいたものの、単純と思われたかつての時代も、実は想像以上に複雑だったとわかった。医学の学位を持つ医師が珍しく、訓練もまったく受けていなかったような一九世紀中盤までは、死を宣告された人が自分の葬式で目を覚ましたなどといった話が――実話も民間伝承も含めて――よくあったのである。

そのようなミスはたびたび生じたようで、それゆえに人々は生き埋めにされるのを防ごうと、極端な手を講じた。そういった恐ろしい可能性を阻むために様々な儀式が確立されて、古代ギリシャ人は死者の指を切り落として反応の有無を確かめ、ヘブライ人は死体が朽ちるのを待ったという。

死んだと間違われる恐怖は一八〇〇年代になっても社会現象として残り続け、一九世紀のビクトリア時代の人々もあることを揃って気にかけた――早すぎる埋葬という恐怖を。コレラの流行時にピークを迎えたこの不安は、作家エドガー・アラン・ポーが一八四四年のホラー作品「早すぎる埋葬」で明確に表していて、生き埋めにされることを恐れる語り手の不安は恐怖症へと発展する。この人物が抱く恐怖は、当時の医師が〝カタレプシー（強硬症）〟と名付けたものが軸となっており、これは見た目は死んでいるようだが、実際は昏睡状態にあるという症状だ。ビクトリア時代の人々はその可能性に大いにさいなまれて、〝生き埋め防止協会〟なるものまで設立している。

それゆえに、奇妙な回避方法が編み出された。例えば、死者と一緒にシャベルを埋めるのは、万一の場合に自分の墓から自らを掘り出せるようにするためである。ほかにも、死者の顔の上に透明なガラスを置いて、生きている兆候がないか夜警がチェックできるようにしたとか、埋めた棺から地上まで管を通して、生き返った場合にその人のうめき声が聞こえるようにした例もあった。
一八〇〇年代末までには、自らの体が明らかに死んだしるし、、主に腐敗――を示すまでは埋葬を望まない人が多くなった。初代ウェリントン公爵ことアーサー・ウェルズリーは一八五二年に亡くなったが、その死体は一カ月にわたって安置された。これについては、本当に息を引き取ったことを確かめるべく、念には念を入れた措置だったと言われている。

死、臨死、瀕死状態にまつわるこういった歴史に残る話について専門家の助言があれば、現代の死のジレンマに対するなんらかの答えを見つけられるのではと、私はふと思った。ただ、死を研究している歴史家を探すのは、思ったほど簡単ではなかった。その肩書は名刺に記したり、SEO対策会社を雇ってまでインターネット上で強調したりする類いのものではないからだろう。それでもついに探し当てた。ジョージア大学歴史学部教授のスティーヴン・ベリーだ。二〇一一年に「検視官としての歴史家」という小論を書き上げていた彼こそ、私が求めていた人だった。

スティーヴンは、死の登録記録に関する著書『死者を数える（Count the Dead）』を書き終えたばかりとのことで、死のジレンマに悩む私を喜んで手助けしてくれるという。自分が抱えている厄介な状況を説明して、解決に至る道を指し示してほしいとお願いしたところ、彼はまさしく講義を行う大学教授そのままに、興奮した口調でこう言った。「それなら二〇〇年遡るだけで事足りるだろう！」（よかった！）

　スティーヴンによると、二〇〇年前の人はほとんどが居間や寝床で亡くなっており、彼らは「人生において最も重要な役割」を果たしたという。つまり「死ぬ様子を周りの人たちに見せた」のだ。彼が説明してくれたように、死はよく目にするものだったため、ある程度パターン化していたという。母親が子どもを六人も八人も産んでも、大人になるまで生きながらえる子は二人か三人というのは珍しくなく、伝染病、事故、暴力行為によって、二〇代や三〇代で亡くなる大人も多かった。ちょっとした刺し傷でも感染してしまい、抗生物質が存在しなかったため、敗血症で命を落としていたのだ。

　当時の医師には、自由に使える薬も医学的介入も少なかった。現在では想像できないような、分娩後出血や歯の膿瘍《のうよう》などで死に至ることもあった。つまり人は生涯を通じて、きょうだい、おじ、おば、友人といった近しい人を亡くしはしたが、臨終の場に立ち会う機会は大いにあったのだ。死に対する恐怖はあっても、死の訪れを否定することはなかったのである。

　スティーヴンによれば、死は人生に深く染みついていて、それゆえにシェーカー教徒〔プロテスタントの一派〕が誕生したという。イギリス・マンチェスターの鍛冶屋の娘で、コミュニティの最初期のメンバーであったアン・リーは子どもを四人産んだが、早くに全員を失ってしまった。死因は様々ながら、度重なったこの喪失体験のせいで、子どもは持つべきではないと、シェーカー教の創始者たちは考えるようになったと言われている。その教徒たちは独身主義を貫き、生殖に反対したのだ。

平均寿命を引き下げていたのは実際に幼児や小児の死であり、一九世紀の全世界の平均寿命はおよそ三〇歳だった。それが二〇〇〇年までには七〇歳近くになって、現在では日本やスイスなどの平均寿命は八〇歳を超えている。公衆衛生と医学の進歩のおかげで、平均寿命が倍になったと、スティーヴンは見ている。「ほぼ一夜にして起きたと言える」とのことだ。

私が悩んでいる死のジレンマに対して、スティーヴンは同情的だった。事を複雑にしたのはテクノロジーだと言って、私を元気づけてくれた。科学や医学の進歩によって平均寿命は延びて歓迎されたが、問題ももたらした。それが死のプロセスの医療化である。二〇世紀中盤までは、死の宣告は正式な手順ではなく当然の結末だった。「私の父も自分の寝床で息を引き取った」とスティーヴンは話してくれて、私がとらわれたグレーゾーンは、人類の歴史の大部分においてはまったく存在しなかったと明言した。死は先延ばしにできるものではなく、そのときが来たらそれまでだったのだ。

一八五〇年から一九五〇年の間に平均寿命が倍になった理由を調べることにした。この延び方は、まさに光速である。人が長生きするようになると、生涯において家族や友人の死を目にする機会が減ることになるため、この社会的変化は死のジレンマに関係すると思ったのだ。

ワクチン、抗生物質、上水や簡単な衛生法などの公衆衛生対策により、命を奪う一般的な病気は数十年の間に姿を消した。ハンガリー人の産科医イグナッツ・ゼンメルワイスが赤ん坊を取り上げる前後に消毒剤で手を洗うと、〝産褥熱《さんじょく》〟――当時は未知の存在だったが、レンサ球菌によって生じるもの――をほとんど予防できると発見したのは、一八四七年のことだった。

ゼンメルワイスの勤め先のウィーン総合病院では、一〇人に一人の妊婦が産褥熱によって出産直後に命を落としていた。当時は手洗いはめったに行われず、感染症で亡くなった母親の検視を終えた産科医が、そのまま別の母親の分娩にあたることは普通にあった。塩素による手洗いが導入されると、出産後の女性の死亡率は一〇倍も減少して一パーセントになった。ゼンメルワイスの転勤先のブダペストやチューリッヒの病院でも同様の結果が得られたが、命を落とす者が減ったのは塩素が理由であることが理解され始めたのは、それから数十年後にルイ・パスツールが細菌論を発表してからだった。

ゼンメルワイスが塩素を使い始めてから七年後、もう一人の先駆的医師のジョン・スノウが、ロンドンにおいてコレラが原因とみられる死を調べていた。人が亡くなった場所を地図上に集約した結果、市内のソーホー地区が死亡者の割合が最も高いと、スノウは突き止めた。そこで彼が直感的に思い立ち、同地区の共同水くみ場の井戸からポンプのハンドルを取り外したところ、コレラによる死者は減少した。このことがゆくゆくは、感染勃発の原因である飲み水がくまれていたテムズ川下流の水が、実はコレラまみれの排泄物で汚染された汚水処理施設のものだったという発見につながる。この事実は、多くの人々の苦しみは〝細菌〟が原因だったという、パスツールによるのちの解明に寄与したのだった。

人間の健康の増進にとってゼンメルワイスとスノウの貢献が大きかったことから、彼らの栄誉を称える記念碑が建立された。医者としてオタク的なところがある私は、両方とも探して見つけ出した。ゼンメルワイスは〝母親たちの救世主〟と呼び習わされ、スノウがソーホー地区で取り外したポンプのハンドルは、ロンドン大学衛生熱帯医学大学院のガラスケース内に収められていた。同校は、私が伝染病と公衆衛生の実習を受けたところである。そのポンプを初めて目にしたとき、私とクラスメイトは声を上げて駆け寄った。そのポンプが持つ重要な意味を説明する銘文は必要なかった。それがかの有名なソーホー地区のブロード・ストリートにあったポンプだと、私たちはわかっていたからである。

ワクチンと抗生物質の登場は、ここに記したような公衆衛生や衛生法の進展と相まってイノベーションの締めくくりを果たし、死亡率は劇的に減少した。これは喜ばしいことである反面、医者や社会にとっては新たな問題をもたらした。人々が長生きするようになったのである。

一九五〇年代までには、産業の発達と、第二次世界大戦後に発展した技術革新により、医療技術と医薬品は爆発的に伸長した。

過去一〇〇年間で、母親は出産時にレンサ球菌に感染しなくなり、もし感染してもペニシリンによって助かった。コレラの発生は地図を携えた疫学者によって抑えられ、天然痘は根絶の道を進み、一九五二年にはポリオワクチンが開発された。それでも、切迫した死を食い止めるために医者にできることは、依然としてほぼ皆無だった。社会と医学が発展しても死の宣告はかなりローテクなままであり、医者は呼吸と脈をチェックして、どちらの反応も確認できなければ死を宣告したが、これは何世紀もの間変わらなかった。

一九五〇・六〇年代に蘇生術とテクノロジーが重要な進歩を果たしたのは、様々な事態が同時発生した結果だという私の見立てに、スティーヴン・ベリーも同意してくれた。人々は長生きするようになり、死に対して距離を置き始め、寿命は人為的に延ばせるようになったのである。人々や医師が死に方を忘れた世界を作り出すうえで、この進み方は完璧だったのだ。

第三章　現代に生じた途絶

何千年もの間、人は特に問題を起こさずに亡くなった。このことは立証されている。自然の成り行きを変えるためにできることは無きに等しかったが、それが一九世紀になって、平均寿命が急に倍になった。ただ、この一〇〇年間で急激な進展が見られたとは言っても、一九五〇年代から現在に至る過去半世紀ほど、医学と科学における技術革新が目覚ましい時代はほかになかった。現代医学は、かつては致命的だった数多くの病気を、治せないまでも抑えられるようになっている。しかもそれを行いながら、あらゆる方法で死にストップをかけてきたのだ。

今や医学生はX線解剖学まで学んでいる。私の学生時代には、超音波プローブをクラスメイトの腹の上で動かして超音波画面に映るグレーの色調を見つめ、目の前のピクセルの砂嵐から、それが肝臓なのか腎臓なのかを判別しようとしたし、暗室で脳のCTスキャンを何時間も眺めては、白く見える灰白質と灰色に見える白質の違いを認識しようとした。人工呼吸器の各モード、カルディオバージョン（電気的除細動）のエネルギー設定、透析液の実験も行った。そして当然のことながら、実習で新しい病院を回るたびに、X線の使い方、処方箋の書き方、それによく問題を起こすソフトウエアでの検査結果の確認方法を学ばねばならなかった。

医療ではあらゆるところにテクノロジーが存在している。そのほとんどは、かつては紙やフィルム上に存在したものをデジタルの世界へ移し替えただけにすぎない。だが、私たちを死のジレンマに陥れたものこそ、機械技術の進歩である。一九五〇年代のイノベーションは、死に瀕した者を支えるためにこれまで以上に高度な装置を作り上げるという、一種の開発競争をエンジニアや医師たちにもたらした。その状況に至った経緯を、私は理解したかった。人間の臓器を扱う繊細な作業を、機械に置き換えられるようになるまでのことを。これらの見事な装置を手掛けた——そして私に大いなる不安をもたらしている——イノベーターや開発者やエンジニアたちを探し出したく思ったのだ。

こういったテクノロジーの中で、最も重要な装置から調べてみることにした。酸素を体内に送り込み続けて、この単純な分子がほんの数分間でも失われると死んでしまう、細胞を維持させる装置である。

私が連絡を取ったのがアーサー・スラッキーだ。エンジニアにしてイノベーター、そして人工呼吸器に関する特許を数多く取得していることで知られる呼吸器科医である。私が病院内を駆け回ってコードブルーを観察していた二〇〇六年に、トロント大学で蘇生科学の修士号を得ようとしていた私の教官の上司のそのまた上司がアーサーだった。彼は親切にも私の電話に出てくれたが、言葉を交わしたのは一〇年以上ぶりだった。

「始まりは一九五〇年代よりも前のことだ」。アーサーはそう言うと、一九三〇・四〇年代にあったポリオの流行の衝撃を語った。彼によるとこの流行は、呼吸に対する医師の考え方に大きな変化をもたらしたという。一九三〇年代以前は、医師は人が呼吸する理由をあまりよく理解していなかった。胸部の規則的な動きがどういうわけか血液の循環の役に立っているとみなしていたのだ。鉄製の〝鉄の肺〟など、人工呼吸器に似た陰圧装置により、ポリオ患者の胸部の規則的な動きはある程度までサポートができた。

ポリオの蔓延《まんえん》とともに、変化が訪れた。医者は患者に対して、血清重炭酸塩濃度などの様々な化学的検査を行えるようになった。重炭酸塩は腎臓と関係があり、腎臓は重炭酸塩を尿に排出するか、血液中から再吸収する。だがポリオにかかると、横隔膜など呼吸を司る筋肉が弱ったり麻痺したりする一方で、重炭酸塩濃度は上昇した。当初はポリオウイルスによって腎臓の機能が低下したためと考えられていたが、医師たちは何年もかけた末に、実際は呼吸不全が原因だったと突き止めた。

肺の機能が低下すると、酸性の二酸化炭素は肺で排出されずに体内に蓄積される。腎臓は血液の酸性化に反応して、体内のｐＨと等しくするために、塩基である重炭酸塩を保持するのだ。

重炭酸塩の増加が、機能低下した腎臓ではなく機能低下した肺によって生じたことに気づいた医師たちは、人工呼吸器の強化に乗り出した。鉄の肺のような陰圧装置を、ガス交換（二酸化炭素と酸素の交換）をより促進する陽圧の人工呼吸器へと発展させたのだ。空気を送り込むと、二酸化炭素が吹き飛ばされるというものである。

アーサーが教えてくれたのが、状況が大きく変化した変曲点だ。一九五二年のこと、麻痺性ポリオがデンマークのコペンハーゲンで大流行すると、現地のある医師が患者に人工呼吸を施すことを思い立つ。当初は医学生を雇い、私が救急医療士時代に救急車で使った蘇生バッグのようなゴム製の袋を使って、患者の肺に空気を手動で送り込んでいた。この医師は同年七月、麻痺性ポリオ患者のうち八割の死因が伝染病によるものであるという、画期的な発表を行った。その後、八月に彼が患者に人工呼吸を施すように手配したところ、死亡者は患者全体の四割にとどまったのである。

人工呼吸を用いることでポリオによる死者を半減させることができたというデータが学術誌『ランセット』で発表されると、この手法はまたたく間に世界中に広まった。「実に劇的で、まさに一夜にして起きた」と、アーサーはこのコペンハーゲンの調査のインパクトを語った。ただ、問題が二つあった。患者は数週間にわたって人工呼吸を受ける必要があること、そして医学生にも休息が必要だったことだ（現在に至るまで、医学生に睡眠は必要ないと、多くの医師は思っている）。

患者に対する用手換気《バギング》は難しい作業で、医学生は誰もが手術室でこの練習をいまだにさせられる。片方の手で患者の口と鼻の周囲をプラスチック製のマスクで塞ぐと（これが思ったよりもはるかに難しい）、手首を伸ばして患者の顎を持ち上げる。空気が自由に流れるように、喉の奥から舌を離すためだ。それからもう片方の手で、空気が入った大きなゴムの袋をおよそ五秒間隔でギュッと握りしめる。初めての人にはかなり大変な手順であり、麻酔専門医が眼光鋭く見つめるなか、医学生は自らの技量を証明させられるのである。

バギングは初心者にとって難しいなどというレベルにとどまらず、相当に厄介なものだ。実は私も患者のバギングに手こずって、相当にまずい状況に陥ったことがある。問題を引き起こす要因のひとつに顎髭がある。顎髭があると、マスクできちんと密封できないのだ。それに患者の頭が大きいとか首が太い場合、顎を持ち上げて舌を喉の奥から離すのに、腕が二本――もしくは人が二人――必要なときもある。私が指導医になった直後のことだが、患者に対するバギングを私がうまくできなかったせいで、患者の脈拍が一時的に失われたことさえあった（私自身の脈拍はものすごく早くなったが）。

言うまでもないが、バギングを行う技量を、医者は軽視していない。それでもこれを数分間行うだけで、手はしびれ、手首はだるくなり、初心者の学生は間違いなく担当の麻酔専門医から修正点を厳しく言い渡される。そして最後には、この技術に潜む難しさを学生が理解したことに満足するや、担当者は態度を軟化して患者を人工呼吸器につなぎ、疲れ切った医学生を解放するのだ。

ここで紹介したい人物が、第二次世界大戦時のパイロットで、イノベーションの才覚を持ったマサチューセッツ州出身のフォレスト・バードである。彼が人工呼吸器を知ったのは、ドイツ軍の戦闘機ユンカースＪｕ88を調べたときだった。当時のアメリカ軍のパイロットは飛行高度が制限されていた。酸素マスクを使用しても、二万八〇〇〇フィート（約八五〇〇メートル）以上では意識を失うからである。このＪｕ88に装備されていたマスクは加圧酸素を供給したため、パイロットはより高い高度で飛ぶことができた。三万五〇〇〇フィート（約一万七〇〇メートル）まで可能で、これはボーイング７７７がニューヨークからパリまで飛ぶときの高度とほぼ同じだった。

呼吸生理学に興味を持ったバードは、戦後に医学部に出願する。友人の父親が肺気腫にかかって心不全に陥ると、バードは金物屋で手に入れたドアノブを使って、空気の流れを調節できる装置を作った。その後は、いちごのショートケーキの缶とパイロット用耐Ｇスーツの調整器（レギュレーター）を使って、陽圧式の人工呼吸器の模型を作った。

一九五〇年代に人工呼吸器の改良を試みていたのはバードだけではなかった。似たようなことは、北欧、イギリス、アメリカでも行われていた。それでもバードの手掛けた装置が際立っていたのは、安価で作りやすかったからである。一九五七年までに試作品を六個作っていた彼は、同年に満を持してバード・マーク７という人工呼吸器を市場に送り出した。同様の装置がほんの数年で次々と登場した結果、一九六〇年代を迎える頃には人工呼吸器は世界中の病院で一般的に見られるものとなっていた。

人工呼吸器は状況を一変させた。呼吸行為は今や完全に自動化され、この装置を必要とする患者は一箇所に集められて、やがては初となるICUを形成することになる。
バード・マーク7が商品化された年に、メリーランド州ボルティモアでの偶然の発見が、状況をさらに変えることになった。

二〇一〇年に私がエレベーターで一緒になったのは、当時七八歳のガイ・ニッカーボッカーだった。私は黙ったままその場に立っていたが、心の中では叫んでいた。まるでスターバックスで列に並んでいたら、自分の横にいたのが映画『ファイト・クラブ』の頃のブラッド・ピットだったと気づいたかのように。というのも、新進のCPR科学者だったこのときの私の目の前にいた人物こそ、五〇年前にCPRを〝発見〟したその人だったからだ。それまでは、肺への酸素は望むままにいくらでも送り込めたものの、心臓が動いていなければ血液は循環しないため、各臓器へ酸素を送ることはできなかったのである（医師が患者の胸部を切り開いて、心臓を手でマッサージする場合は話が別だが、これは想像がつくように、かなり大事《おおごと》である）。

ダラスにあるホテルの九階で、私たちはどちらもエレベーターを降りた。彼は左へ曲がり、私は右へ曲がった。自分の部屋にたどり着いて興奮状態が解けると、私はチャンスを逃した自分に悪態をついた。このときは、止まった心臓を再び動かすためにCPRが初めて用いられてから五〇年となるのを記念した祝賀会がホテルで開かれ、電気技師だったニッカーボッカー博士による医学に対する貢献を称えて、生涯功労賞が贈られたのである。

その後、ディナーへ向かう私に、運が味方してくれた。エレベーターホールにたどり着くと、ちょうどニッカーボッカーがエレベーターを待っていたのだ。先ほどはあがってしまって何もできなかったが、今度ばかりはチャンスを逃すつもりはなかった。私は自己紹介をすると、少しお話できますかと尋ねた。彼が快く応じてくれたので、二人してホールのベンチに腰を下ろして、会話を始めた。最初は何もかもがシュールだった。自分の中にあるジャーナリズム精神は完全にどこかへ行ってしまって、私はメモを取ることも会話を録音することもしなかったのだから。おかげで会話内容の再現にあたっては、医学誌に掲載された彼のエピソードと照らし合わせて、自分の記憶の事実確認をしなければならなかった。それでも、このときの会話は私にとって間違いなく最も刺激に満ちたものだった。

ジョンズ・ホプキンス大学の大学院生だったニッカーボッカーは、エジソン電気協会の援助を受けた心臓病研究所において、仕事中に感電した作業者向けのポータブル除細動器の開発を行っていた。当時の除細動器は重さが九〇キロ以上もあり、今の食器洗い機ほども大きかったため、台に載せて運ばなければならなかった。

ニッカーボッカーと助手たちは装置の開発に際して、犬に心室細動を引き起こし、電気ショックを与えて通常の心拍へ戻すという実験を行っていた。人が心室細動になると、脈はなくなる（犬も同様）。酸欠のせいで心臓が止まって心静止（エイシストール）、つまりフラットラインにならないよう、犬に電気ショックを与えて助けられるまでの猶予は約五分しかないことを、ニッカーボッカーは突き止めた。この時間を過ぎてしまうと、犬は助からないのである。

ある日のこと、ニッカーボッカーは犬に心室細動を引き起こすと、除細動器のパドルを取ろうとして体の横に手を伸ばした。だがそこに除細動器はなかった。

ニッカーボッカーは慌てた。実は除細動器は五階の研究室の人間が借りて持って行ってしまっていたのだ。今の自分がいる一二階から、七階も下である。一九五〇年代当時のエレベーターはそれほど速く動かなかったので、その大きな装置を取って戻ってくるまでに五分以上かかると、ニッカーボッカーは見て取った。

そのときに彼が思い出したのが、それまでの実験中の出来事である。犬の鼠径《そけい》部動脈には圧力モニターをつけていたが、重金属製の除細動器のパドルを犬の胸部に当てると、電気ショックを与える前から、圧力モニターの画面上にピッという反応が示されたのだ。地震の際に地震計に生じる山形のようなものが。おそらくはパドルの重さによって胸部から血液が押し出され、その血液が一気に鼠径部に集まったために生じたと思われた。

ニッカーボッカーは急いで考えを巡らせた。そして、自分が除細動器を取って戻ってくるまでの二〇分間にわたって、犬の胸部を圧迫し続けるよう、助手に指示した（彼によると、下りでは階段を駆け下りたが、除細動器を運んで一二階まで戻る際には、エレベーターを待たねばならなかったという）。結果的に、この犬は生きながらえることができた。除細動と人工呼吸は何世紀もの間、なんらかの形で実験が行われてきたが、外部から力を加えると心臓が脈を打つようになることが記録されたのは、このときが初めてだった。一時間にわたって犬に心室細動を引き起こしても、CPRが行われる限りは除細動は成功すると、彼らはのちに証明している。この発見を発表したニッカーボッカーは、一年後には人間に対してもCPRの実験を行った。ニッカーボッカーと同僚らが一九六〇年の夏にこの発見を公表すると、CPRはまたたく間に、心停止した患者に対して行う基本手順となった。「死のプロセスを遅らせる方法を見つけたのです」と、ニッカーボッカーは二〇一五年のイギリスBBCのインタビューで語っており、同じ言葉を私との会話の際にも言ってくれたように思う――メモがないので、そこまで強い確信はないのだが。

ニッカーボッカーが犬の除細動を行い、バードが人工呼吸器を作ってと、こうした新技術が登場したにもかかわらず、死を定義しようという切迫感はどこにも見られなかった。除細動はうまくいくことがめったになく、人工呼吸器をつけられても長くは生きられなかったからである。ポリオ患者のケースで往々にして見られたように、患者は病気から回復するか、脳損傷や重傷の肺炎の場合と同じく、人工呼吸器があってもすぐに亡くなっていた。それに加えて重症患者の場合は、これらの装置がある病院までたどり着けないことも多かった。

それが、除細動器が小型化し、世界中の医学生がCPRを学び、さらには人工呼吸器が当たり前の存在になるにつれて、死の淵にある人々に対して侵襲的治療を行うと人命を救助できることを、医師は認識し始めた。一九六〇年代末までには〝蘇生〟という単語が一般的になり、ほとんどの病院にはポリオ以外の病気も扱うＩＣＵが設けられた。呼吸をしていなかったり心臓が止まったりしていても、それらはもはや死を意味しなかった。瀕死の患者に対して、ついに医師は実際に行動を起こすことができるようになったのである。

新たなテクノロジーのサポートを受けながら素早い行動を取ると、命を救える――少なくとも死ぬのを遅らせられる――ことは、ますますはっきりしてきた。そのため病院は患者を蘇生させるチームを組み、救急科の医師は専門医として活躍し、コードブルー・チームは当たり前の存在となり、ＩＣＵは希望の光となっていった。エンジニアも医師も入院患者を蘇生させるさらに進んだ技術を競って考え出し、一方で瀕死の人が多くいる病院の外の現場でも、蘇生術を使用しようとする動きが出てきた。

車の急増は自動車事故の死亡者数の激増をもたらしたが、組織立った救急車サービスはほとんどの地域で存在していなかった。救急車サービスがあるところでも、現場の近くで電話機が見つかって、七桁からなる救急の電話番号を知っていなければならなかった。つまりは、重傷を負ったり致命的な疾患に急に見舞われたりした場合、その場所が病院の近くでなければ、生き延びる可能性は微々たるものだったのである。各国政府はこの点を認識して救急医療システムの構築に乗り出した。そして一九六六年、全米科学アカデミーと全米資源会議が「不慮の死と障害――見逃されてきた現代社会の病巣」という報告書を発表して、外傷を受けても命を落とすことがないように一連の活動を始めた。それにより、国家道路交通安全局に救急車ネットワークの構築が課せられ、朝鮮戦争とベトナム戦争から帰国して無職だった元衛生兵たちが、最初の〝救急車の運転手〟となった。

私のような救急医療士は、救急車の運転手と呼ばれるのを嫌う。車の運転は、私たちが人命を救っていないときに、頭を働かせなくてもできることだからだ。だが、一九七〇年代に急激に広まった救急車サービスに従事した人たちにとっては、まさしく運転に特化した仕事だった。当時の救急車は基本的にはおしゃれなタクシーといった感じで、後ろにストレッチャーを載せて、屋根にライトを取り付けたバンだったからである。当時行われていたのは〝スクープ・アンド・ラン（拾い上げて運ぶ）〟だけで、救命処置を含まない〝ディーゼル療法《セラピー》〟だった。それでも、救急隊員が訓練を積んで技術が高度になるにつれて、救急科における治療が現場でも行われるようになった。除細動器は、食器洗い機ではなく靴箱程度の大きさになり、救急医療士の仕事は外傷患者の治療だけでなく、心臓や肺に問題を抱えた人たちにまで広がったのである。

この点を深掘りするため、カナダで初めて除細動器を使った救急医療士を探すことにした。フェイスブックで調べたら、ものの三〇分でわかった。なんと探し求めていた人物は、救急医療士として初めて仕事をしたときに相棒だったクリス・ブジェッリの父親のジョンだったのである。この私の初仕事とは、二〇〇四年にトロントのスカイドーム・スタジアム（現ロジャーズ・センター）で大リーグのブルージェイズ戦の観客を担当するというものだった。

ジョン・ブジェッリが救急車でのキャリアをスタートさせたオンタリオ州オシャワは、アメリカでフェローシップの獲得を目指すよう私を説得してくれた集中治療医のランディ・ワックスが、現在ICUを率いている地である。一九七〇年当時、ジョンの初期訓練はわずか六週間足らずで、その内容は「基本的な応急手当とそれ以下のくだらないもの」だったと、同州ニューカッスルの自宅からの電話で、彼が笑いながら話してくれた。「CPRをやって、患者を病院へ運んでいたよ」

一九七五年、オシャワはカナダで初めて救急車サービスに除細動器を備える。同地で救急車の運転手を務めたのは、オシャワ総合病院を拠点とする、(ジョンを含む) やる気に満ちた若者たちで、同病院のERにも同じようにやる気に満ちた若き医師たちが揃っていた。「お互いにうまくやっていた」と語るジョン。「『もっと知りたければ教える』と言ってくれてね。だからよく一緒に過ごして、手順を一、二度教えてくれたあとは、自分たちにやらせてくれたんだ」

この医師たちはカリキュラムのようなものを考案して、一九七五年秋には初の救急医療士の訓練を正式に行った。この訓練を受けた彼らを世界初の救急医療士と呼べるのかは議論になっていて、その名誉を主張しているところは多い――一九七〇年代前半に、救急隊員向けの高度な蘇生訓練を展開していた国はいくつかあったからだ。それより前の時代は、医師ではない者による蘇生はほぼ戦闘時に限られていた。

訓練を終えてわずか一カ月しか経っていない一九七六年一月に、ジョンはオシャワのダウンタウンで発生した心停止に対応する。「男が自分の車の中で心停止になった。それでみんなで車外へ引きずり出すと、一連の手順を始めて、私が連絡を入れたんだ」。当時はすべての行為について、ERの医師に無線で許可を得る必要があったからだ。「除細動を一度行うと、男は息を吹き返した」と、ジョンは振り返った。

「彼はかなりすぐに意識が戻ったよ」と、ジョンが続けて話す。仕立て屋だったというその男性は、入院して数週間で回復したという。「バカみたいについていてただけだったがね」と、ジョンがガラガラした笑い声で言った。当時は、やる気に溢れる同僚やジョンのことを古株の先輩たちがからかって、CPR登場以前の話で楽しませてくれたという。下すべき決断といえば、遺体をERと葬儀場のどちらに搬送するかということぐらいだった時代の話で。

テクノロジーだらけのICUで私が直面している死のジレンマについて説明してから、ジョンに意見を尋ねてみた。彼は一四年前の出来事を語ってくれた。なんと、彼自身が除細動器のお世話になっていたのだ。しかも、電気ショックを七回も受けたというのである。

あるときジョンは胸痛を感じて、自分が心臓発作を起こしそうだとわかった。そこで自ら救急に通報すると、救急車によって病院まで運ばれたが、そこで心臓が停止してしまった。蘇生させられたあとは、救急ヘリコプターでトロントのダウンタウンにあるセント・マイケルズ病院へ運ばれたという（実はこのときに彼を運んだのは、救急ヘリで訓練中だった私の可能性がある）。

救急医療士から患者になった気分はどうだったかと訊くと、ジョンはこんなことを言った。「担当医に訊いたよ、『どうして電気ショックを七回もしたんだ？　規定は三回か四回なのに』って。医師はこう答えた。『あなたが頑張り続けているのがわかったからです。あなたが頑張っている以上は、私も頑張るつもりでした』」

ジョンは自身の臨死体験を冗談交じりに話してくれたが、救急医療士が救急車内でするような冗談なので、ここでは繰り返さない。これは心理学者が「ブラックユーモア」と呼ぶものである。場違いとも言える陽気さを持つことによって闇を遠ざけられると、ほとんどの救急医療士は言うだろう。

死のジレンマに関しては、ジョンの声音には確信が満ちていた。「患者が教えてくれるさ」この答えを耳にしたときは、彼が質問を誤解したのではと思った。自分の希望を伝えられないほど重篤なＩＣＵ患者についてのことだと説明しようとしたが、彼の答えにはまだ続きがあった。

「患者は意識がない状態でも、自ら伝えることができる。私にはなんとも説明できないことだがね。だが、旅立とうとしている人は、かなりリラックスした状態になっている。そのことには気づいていたかい？　『さあ、もう終わりだ』とでもいうように。言い換えるなら、彼らの中にはもう闘志が残っていないように見える。患者の中にその闘志がまだ感じられるうちは、医者は手を止めてはいけない。汗まみれになりながら、努力を続けるんだ」

これには興奮を抑えられなかった。除細動器が最もシンプルな装置である現代のＩＣＵでの自分の役割において、私が行おうとしていることについてほんの少しでも説明できる人が、ここにいたのだから。死を覚悟した人の見分け方を医学生に教えられますかと、ジョンに尋ねた。「できないな」と、彼は即答した。「見分けられる能力を持っているかいないかのどちらかだけだから」

死の診断は現在、一般的な人工呼吸器という単純なふいごをはるかに上回る生命維持技術と、除細動器がもたらす強烈な電気ショックによって、かつてないほど複雑化している。現代のテクノロジーは、腎臓、心臓、腸、膵臓の有効期間を延ばしているのみならず、臓器の機能全体に取って代わることまで可能なのだから。

新たに医師になった者にとっては、これらのテクノロジーは昔からある当然の存在にすぎない。言うまでもなく私の同僚の多くは、自分の二本の腕と除細動器だけで救急医療士として現場で一〇年もキャリアを積んではいないし、ほとんどの延命装置のことを新しいものとも混乱をもたらすものとも見ていない。現在の新人医師たちが生まれる前から存在しているこの治療システム下では、装置だとか自らが手にする金は、法医学的考察、医薬品、科学的証拠とともに、医療訓練に組み込まれている。そのため私は、このシステムに長いこと――本当に長い間――携わってきた人物の視点を参考にすることにした。

らず、この分野の始祖と広くみなされている。カナダ・ノバスコシア州の漁村で家庭医として救急医療の分野において、ロン・スチュワート医師よりも名が知られている人はほとんどおキャリアをスタートさせたロンは、カナダとアメリカの両国で救急医療を手掛け、その後は同州ハリファックスに戻ると州の保健大臣になった。

ロンが手にした称号や勲章は枚挙にいとまがなく、米国救急医学会からは〝救急医療の英雄〟と称され、カナダの民間人に与えられる最高の栄誉の一つであるカナダ勲章も受章している。また、対人地雷を禁じる国連の活動でも重要な役割を果たした。簡単に言えば、彼は私が携わる分野における巨人であり、史上最高の人物と言えるだろう。だからこそ二〇〇八年に、私がハリファックスの救急医療会議で講演を行うために同地に降り立ったときに、空港ターミナル前に停められた赤茶色のスズキの小型車の前で、地味なスポーツジャケットを着て私のことを待っているロンの姿を目にした瞬間は、仰天したのだった。本人が言うには、私をホテルまで送るために迎えに来たとのことだったが、それは私の感覚では、イギリスのエリザベス女王が来賓をロンドン中心部へ連れて行くためにヒースロー空港に立ち寄ったに等しかった。このときの車の移動は寄り道だらけで、彼はアップダウンの多い道を進みながら、名所を示しては街の歴史を大いに語ってくれたのである。

この出来事の印象から、ロンは見聞きしたことは細部まですべて記憶しているように思えた。そして困難に直面したときには、最も独創的な解決法を常に見つけ出す人物であると。そのため、医者による死の判断方法が医療技術によって変化してきた様子を理解するには、独創的な考えの持ち主の助けが必要だと思い、彼に電話をかけたのだった。それが二〇二〇年のことで、ロンは新型コロナウイルスを避けて、ノバスコシア州ケープブレトン島の森小屋に引きこもっていた。大西洋を望むキャボット・トレイルからの絶景や新鮮なロブスターが、観光客に人気の島である。

自分が執筆している内容と、死のジレンマにストレスを感じている現状を、ロンに明かした。この一連の混乱状態が始まったのは、人工呼吸器や除細動器やCPRが登場した一九六〇年代のようだとも話したところ、実はロンが医療の世界に足を踏み入れたのも同じ頃だとわかった。ロンがノバスコシア州のダルハウジー大学医学部を卒業した一九六七年は、人工呼吸器が実験レベルのものから標準キットへと移り変わる段階で、除細動器もまだ巨大で扱いにくかった。彼が独立医となってから数日後に遭遇した、最初の患者のうちの一人について振り返ってくれた。当時の新人医師は二年間にわたる地方勤務が必須で、ロンもケープブレトン島の北端にあるニールズ・ハーバーという小さな町で、病床数一四の小さな病院に着任したという。

「〔ニールズ・ハーバーのさらに北に位置する〕ミート・コーヴの先の渓谷のずっと奥に農場の家屋があって、往診を週に一度していた」と語るロン。「ジェシー・マカヴォイという女性が、もう在宅での介護は無理と思われる老人たちの世話をそこでしていたんだ」

その家屋は介護施設に等しく、ロンはジープに乗って、八名の老人を往診していたという。

尿検査用に使ったのは自分の顕微鏡とのことだ。「あの建物にはチリ一つなかった」

入居者の一人にアニーという九八歳の女性がいて、胸に水がたまる悪性腫瘍（乳ガン）を患っていた。貧血症の兆候である青白い肌をしていたため、ロンは輸血の必要性を見て取った。そこで、彼女をジープに乗せて病院まで連れて行くと本人に告げた。

弱々しい女性っぽい声を、ロンが真似て口にした。「いいえ、先生、いいんです。それには及びません」と、アニーは彼に答えたという。

これにはロンは驚いた。「患者が私の目をしっかり見ながら断ったのは、そのときが初めてだった」からだ。彼はきちんとした返事をすることができなかったが、じっくりと考えたのち、彼女の言う通りだと納得した。そこでアニーの家族を呼び集め、ジェシーが彼女の体をきれいにした。やがてアニーが痛みを感じ始めると、ロンが用意していたモルヒネを、ジェシーが打った。アニーは家族に見守られながら、安らかに息を引き取った。

「私が医学部にいた七年間で学んだことよりも多くのことを、アニーはあの場所で教えてくれた」と、ロンは語った。

私はアニーのこと、そして当時のノバスコシアの田舎で権威ある医師の意見に反対するのに要した彼女の勇気に、思いを巡らせた。ロンは彼女の望みを尋ねてはいなかった。そうするように教わっていなかったからだ。彼女のほうから自分の望みをロンに伝えたのである。

私はアニーの勇気ある行為を、現代の死のジレンマに応用しようとしたが、うまくいかなかった。というのも、ICUで機械につながれたときには、患者はもう自分の望みを伝えられない状態だからである。患者が不要だと思っている処置を行うか否かの見極めは、医師と家族に託されるのだ。

ロンがケープブレトン島にいた期間は長くなかった。彼は医学部では救急医療に興味を持っていたが、ある日外科医のボブ・スカーフから連絡があり、カリフォルニア大学ロサンゼルス校（UCLA）が救急医療に関する学部をちょうど新設したところで、特別研修を受ける候補者を募集していると教えてくれた。ロンはカナダの田舎のポストを引き継いでくれる後任を見つけると、ボルボのステーションワゴンに荷物を詰め込んで、ロサンゼルス郡立病院まで六日間も車を走らせた。

現地に到着した翌日、彼は病床数二三〇〇を誇る同病院の外科受付を任された。それまでに銃創も刺し傷も見たことがなかったが、その夜はどちらも嫌というほど目にしたうえ、死と苦しみもたくさん見たという。「カナダとは大違いだった。ノバスコシアでよく見られる冷静さは、どこにもなかった」

ロンはケープブレトン島では検視官を務めたこともあったといい、そのときの話をしてくれた。彼はある女性に対して、手作りの筏《いかだ》が転覆したため、彼女の子ども三人（一三歳、一〇歳、九歳）が湖で溺死したと伝えねばならなかったという。「その女性は私の目をじっと見ると、『先生、どうもありがとうございました』と言ったんだ。あれほど物悲しい冷静さは見たことがなかったよ」

それがロサンゼルスでは、どの家族も冷静ではなかったという。「嘆き悲しむ、泣き叫ぶ、悲しみのあまり医者の体をつかんで床へ引きずり倒す。それが彼らなりの死との向き合い方だったんだ」

ハリファックス、ピッツバーグ、フレズノ、ロサンゼルスなどのERで過ごした五〇年間で、患者の死期が近いことを家族に説明するにあたって学んだ点を尋ねると、ロンは次のように答えてくれた。

「私がいたどの土地でも、死の受け入れ方には文化的な違いが存在した。そして思い出すのが、乳ガンになって横たわるアニーの姿だった。『できることはたくさんありますが、効果があるかどうかの見極めは、すぐにしなければなりません。もし効果がない場合には、状況を改善します』と、私なら伝えただろう。『どこまでやるべきでしょうか？』とは尋ねない。それは『決を採って判断しましょう』と言うようなものだから。

状況の改善のためにできることはなんでも試すが、効果がなければ家族のところに戻って、効果が見られないのでやめると伝えねばならない。『これをしてみますか？　あれをしてみますか？』と声をかけるのは、非常に危険な道を進むことになる。

医療チームが神だったとは——仮にそうだとしても、いいことではないだろう——私はおくびにも出すつもりはないが、不信感が基準にあると、振り子は逆のほうに振れてしまうし、現状ではあらゆるところで信頼の低下が見られると思う。医者の側でできることとできないことの見極めがついていても、信頼がないときには信頼されないものなのだ」

これからの五〇年間で、テクノロジーの進歩がどのような事態を招くか不安ではないかとロンに訊くと、死のジレンマが医師と患者の双方にとって——主に医師にとって——さらに悪い存在になる前に、取り組むべき責任を挙げてくれた。

「この職業に就く人たちへの教育にかかっている。『これやあれを処方して、最善を期待しよう』といったことのさらに先を考える者や、より広い視野を持つ者を作り出すのだ。私は腫瘍を抱えた例のアニーのことを思い出すたびに、彼女の考えこそ正しくて、『あなたにとって最善のものを決めました』と口にした自分の傲慢さが間違っていたと思うんだよ」

だがロンは、悪い知らせを告知される側も、医者の言葉に耳を傾けて現実を直視する必要があるとも口にした。「私たちは可能性を大げさに述べ立てて自らの首を絞めてきたが、『ER』や『Dr. HOUSE』といったテレビドラマや映画が助長した面もある。そのせいで患者家族は、医者はなんでも治せて、誰でも救えると思ってしまうのだよ。

私たちには状況を伝えられるコミュニケーターがもっと必要だ。マスコミで率直にコミュニケーションをとる医師がいれば、次の五〇年への希望をもたらしていると感じられる。中心となるのは患者家族との間に信頼関係を築くことだが、救急医療では簡単ではない。自分にはやり通すことができて、決断を下す能力も持っているという自信を、相手に見せる必要がある。

あらゆる事実を考慮して、現状に変化をもたらす能力を使い果たした際には、そのことをしっかり伝える。そして、効果が現れないときは立ち止まることだ」

だが現代医学では、医者は立ち止まらない傾向にある。突き進むことがデフォルトとなっているのだ。

テレビドラマでは、難しい診断に対して見事な判断を下したり、病院内で起きた停電に対して緊急的な対応をしたりする医師の姿が劇的に描かれるが、ハリウッド的なヒーローたちでさえも死から逃れられないときはある。機械が出すお決まりの耳障りな単調な音とともに、脈拍が止まってフラットラインになると、ドラマでは死を意味する場合が多いが、誰もがそのようにして亡くなるわけではない。多くの人の場合は、体が死ぬより先に脳が死ぬのだ。

脳死の宣告は実に複雑なので、これについてはあとで詳しく迫る。ただ、脳死を宣告するときの状況は、かなり単純化している。心臓モニターのピッャやビーッという音が鳴りやまず、人工呼吸器のシューッという規則的な音が続いていても、生と死の間にある境界線を正式に越えたことははっきりしているからだ。

ところが多くのICU患者にとっては、脳死はなかなか訪れないものなのである。医者はテクノロジーを駆使して脳を生かし続けることがあまりにも得意なため、最後に死を迎える臓器が脳であることが多いのだ。体のほかの重要な部分では、臓器は一つずつゆっくりと機能が停止していく。特に線引きもなく、緩やかに進行していくのだ。わかっているのは、回復しないということだけである。

これが多臓器不全と呼ばれるもので、元々の病気が一つの体組織に影響を及ぼしたことから生じる場合が多い。救急車やERやICUでは、医療従事者は死を寄せ付けないように全力を尽くす。延命技術を駆使するが、その理由は生命を脅かすほどの進行を引き起こす病気のほとんどは、患者が回復する前に亡くならないような場合には、時間の経過とともに好転することもあるからだ。そのため私たち医者がなすべきことは、血液に酸素を豊富に含ませて、循環させ続けることである。そうするとほとんどの場合、患者は病気を乗り越えて回復する。

気管に管を挿入して酸素が通る通路を確保すると、人工呼吸器で肺に酸素を送り込む。大量の薬を血管へ送り込むため、手術により長さ一六センチの管を使って、首、胸、鼠径部から化学物質を心臓へ送る。インスリン、コルチゾール、アドレナリン、ドーパミン、それと患者を眠らせ続けるための薬などを。透析装置は人工腎臓の役目を果たして、カリウム、老廃物、余分な水分を体内から取り除く。栄養を与えて、脂質、アミノ酸、糖質を細胞へ送り届けるため、特別に調合したエネルギー源が患者の体に注入される。膀胱カテーテルは尿の排出量を計測し、毎時一キログラムあたりの量をミリリットル単位で正確に伝える。この量が〇・五ミリリットルから〇・三ミリリットルへとごくわずかに減っても、看護師は医師を病床へ呼んで問題の解決を図ることになる。

言い換えると、私は患者の生理機能のほぼすべてをコントロールすることができており、ほとんどの場合において、死に対するこの戦いに勝利を収めている。臓器機能は回復し、検査結果は向上する。患者も快方に向かい、起き上がると歩いて退院し、家族や友人、それに仕事やら借金やら、ありとあらゆるものが待ち受ける元の世界へ帰っていく。

それでも、負けるときはある。一度に臓器が一つずつ、ゆっくりと代償不全に陥って失われるのだ。ここでの問題は、自分が負けるとわかる場面が存在しても、それがいつ訪れるのか正確にはわからないことである。生き返ることはないが、死の一線はまだ越えていない。その場所こそ、誰も足を踏み入れたがらないグレーゾーンなのである。

第二部

死が意味することとは？

第四章　ようこそグレーゾーンへ

二〇一三年五月三一日の午前六時を少し過ぎたところで、枕の下に置いていた携帯電話が鳴って目が覚めた。仕事用の電話だったので、私はパニックになった。今日の仕事は朝からだったか？　私が救急ヘリコプター７９９号機――トロントを拠点とする医療救助ヘリ――に搭乗するのは、予定表に書き込んでいた夜勤ではなくて日勤だったろうか？

だが、電話をかけてきたのはスケジュール担当ではなく、局長だった。

「７９３号機が行方不明だ」

頭がぼんやりした状態で、私は訊き返した。「それってどういう意味です？」

「墜落地点が判明したらしい。〔カナダ空軍〕トレントン基地のパラシュート部隊が、日の出とともに現場に降下する予定だ。詳細は追ってわかるだろう。今はとりあえず、この件を全員に伝えているところだ」

そう言うと、局長は電話を切った。私はベッドに腰掛けたまま、友人の誰かが命を落としたのかもと気が気ではなかった。

これが、オンタリオ州に航空救急サービスが導入されてから初めて人命が失われた、ヘリコプターの墜落事故である。操縦士二名と救急医療士二名が亡くなった。シコルスキーS‐76ヘリコプター——航空救急医療士として私がキャリアの初期に搭乗したものと同型——が、ジェームズ湾沿いで患者を収容するために同州ムースニーを離陸後、北部の森に墜落したのである。

安全委員会によるその後の報告によると、このS‐76は所属する全航空機の中で唯一、対地衝突警報装置が未装備だったという。そのため、闇夜で飛行中に目視座標を見失った操縦士が見当識障害を起こしたという説が有力視された。この現象は航空関係ではよく知られている「ブラックホール」と呼ばれるもので、位置の上下を示すものが一切なくなって、平衡感覚を司る脳の前庭系が狂うのである。計器ではなく自分の直感を頼りに操縦すると、気づかぬうちに地面に突っ込むことになりかねない。そのため飛行中の位置確認に関しては、操縦士は計器だけを信じるよう訓練されている。

ところが、これとは正反対の問題によって生じた墜落事故もあった。計器の表示を信じたのに、実はその表示が誤っていたのだ。二〇〇九年に起きたエールフランス447便の墜落事故は、対気速度計に障害をもたらした氷の結晶が原因とされた。操縦士がそれによる誤った表示を基に操縦を行った結果、エアバスA330は失速して大西洋に墜落し、乗員乗客二二八名全員が死亡したのである。

航空業界は、安全に関するこの矛盾に取り組む必要があった。ヒューマンエラーは航空事故の最大の要因であり、テクノロジーのおかげでヒューマンエラーが原因の墜落事故は大幅に減少したが、それでも航空機に依然として人間の乗組員が搭乗し続けているのには理由がある。人間が下す判断は、アルゴリズムやプログラミングの限界を凌駕する場合がよくあるからだ。あえて言うなら、現代の操縦士はサイボーグのようなもので、テクノロジーによって人間が絶えずしっかり支えられているのである。

一方で医学の側は、治療をより安全なものにしたり自動化を促進したりするテクノロジーの利用には、かなり及び腰だった。（自らを複雑な意思決定を行える人間と考えがちな）医師たちは、自身の知力に限界があると認めることにおいては、時代に取り残されているかもしれない。それゆえに、医学におけるテクノロジーの導入は問題だらけだったのだろう。操縦士は自動操縦と手動操縦を切り替えるタイミングを把握しているものだが、医師はそれほど柔軟ではないようだ。医師がテクノロジーを使ってみたいと思っても、それを行う際に伴われる予期せぬ影響のことまでは、必ずしも考えが及ばないのである。

テクノロジーは医療行為から人間性をも奪い取った。今や私は、患者の病床まで足を運ぶ必要がほとんどない。システムにログインして画面上に現れる検査結果をスクロールし、X線画像を詳しく調べ、投薬指示を入力し、さらには少なくとも仕事をしているように見せるのに必要なことは、ほぼすべて行えている（それでも、研修医たちにはよく言い聞かせている。求めている答えは病床で見つかるものであり、コンピューターのデータベースの中に隠れているわけではないと）。医局長が自分のオフィスで患者の電子カルテを精査することも多く、患者の様子を実際に目にすることもないまま、紹介状をコンピューターに入力している。こうすることで作業は効率化され、誰もが患者に関する電子情報にアクセスできるが、医療の実践に関しては、これまでとはまったく異なる進め方も生み出している。日々のフローシートやトレンドチャートなどの大量の書類、画面上にきちんと収まらないようなデータの取り扱いを、多くのICUが取りやめているのだ。コンピューターによる出力データはあまりにぎっちり詰め込まれていて、重要な事実を見つけ出すのがほとんど不可能だからである。長らく必須だった、医師間のやり取りをまとめた退院サマリーも、中身の濃い数パラグラフだったものが五〇ページにも及ぶプリントアウトになってしまい、異常にわかりにくいフォーマットのせいで、まっすぐゴミ箱行きとなっているのだ。

死のジレンマとは私たち医者が、いずれは必ず訪れる死を短期的に阻もうとしてテクノロジーを見境なく使った結果であると同時に、医療行為や死のプロセスから人間性を奪ってきたテクノロジーへの依存に対処し損ねたことにも起因している面がある。患者が死ぬこともできずに機械につながれているのに、医者は病床から遠く離れたところでコンピューターの画面を見つめているという現状について、本章では詳しく見ていく。

ローマ教皇が亡くなった場合の確認方法は、何世紀にもわたってかなり儀式めいた非科学的な形で行われていた。肺に空気が出入りしているかを検知するため、ろうそくの炎が教皇の顔に近づけられ、さらには名前を呼ばれながらハンマーで額が叩かれたのだ。それでも教皇が目覚めなければ、死が公表された。これほど重要な出来事の判断方法としては、絶対に確実なものではない。一方でこれは、何世紀も続いてきた死の定義を示す純然たる例である。つまり死とは、意識と呼吸が無いことだったのだ。

　医師の知識が高まるにつれて、死の判断に用いられる方法も高度になっていった。脈拍の有無がよりどころとされるようになり、〝個体死〟という用語は、首筋の頸動脈の触診か、心臓弁の開閉音を聴診器で聴くことで判断する、心拍の停止を意味した。

　ところが、テクノロジーと医学が高度になり続けた一方で、医師の能力を凌駕したり、生と死の境界線を曖昧にしたりする事態も出てきた。肺への空気の出入りを際限なく行うことができる人工呼吸器、腎臓がなくても血液中の老廃物を取り除くことができる透析装置、脳が作り出すホルモンや化学物質に似せた薬が登場したのだ。それに心臓には自らを司る〝自動能〟という特徴があり、適切な量の酸素を与えられている限りは、体外で何時間にもわたって拍動できるのである。

　死の宣告という長らく行われてきた手法にテクノロジーが待ったをかけた紛れもない例が、幅広く導入されている体外式膜型人工肺（ＥＣＭＯ《エクモ》）だ。これは太い管を静脈と動脈に挿入して心臓と肺からの血液を迂回させるもので、血液は遠心ポンプへ送られると、膜型人工肺で二酸化炭素と酸素の交換（ガス交換）が行われたのち、再び体内に戻されるのである。

ＥＣＭＯにつながれた患者には脈拍がなく――遠心分離型血液ポンプが起こしているのは拍動流ではなく連続流（定常流）であるため――呼吸もしていないが、これはスマートスピーカーほどの大きさの人工肺がすべてのガス交換を行っているからだ。それでいてこの患者は間違いなく生きており、ベッド上で新聞を読んだりできるのである（余談だが、医師や看護師が脈拍などのバイタルチェックと称して医学生をＥＣＭＯ室へ送り込み、〔普通に体を動かしている患者を見て〕パニックになった学生が助けを求めて走り出す様子をそっと覗き見るというのが、ＩＣＵでの定番のいたずらとなっている）。

こういったテクノロジーによって、本当の死を迎えるのはかなり難しくなっているが、回復する保証を与えるものは何一つとしてない。臓器はどれもお互いを頼りにしているため、問題を抱えた臓器の数は、最期のときを迎えるまで一つずつ増えていくこともある。なお悪いことには、問題のある臓器を一つ治療すると、別の臓器が悪くなる場合も多い。心臓を救うのに必要な薬のせいで足の指が青く変色して切断せざるを得ないという事態や、腎臓に刺激を与えるために用いた利尿剤のせいで耳が聞こえなくなることも起こりうる。機械によって肺に空気を送り込めるように気管に管を入れても、その管が口から細菌が侵入する通り道となって、六日か七日後には肺炎になるかもしれない。そうなると抗生物質を投与することになるが、これは腎臓には毒なのだ。排尿ができずに水分がたまり、心臓を圧迫してしまうのである。酸素を豊富に含む血液が不足すると、脳に傷害が生じる。このように、ある臓器を治療しては別の臓器を急いで救う、医療ルーレットという悪循環に陥るのだ。

　おまけに多くの病院では、それぞれの機械は異なる専門家が所有している。透析を行うのは腎臓専門医、点滴注入を管理するのは登録栄養士、人工呼吸器をモニターするのは呼吸療法士、ECMOの設定を行うのは心臓専門医という具合だ。そのため、私のようなしがない集中治療専門医は、データをすべて集めてその意味を読み解き、それぞれの臓器が望み薄にならないよう、各専門医を相手に取引を行うのである。おかげで、患者全体のことを考えようとしているのは自分だけなのではと、思わされるときも多い。

　医者は死を二つのカテゴリーに分類して考える傾向にある――心臓が止まって再び動かすことのできない個体死と、呼吸能力を含む脳幹機能や意識の不可逆的損失が生じる神経学的死（いわゆる脳死）に。脳死に関する問題点が、患者が死に至ってもまだ生きているように見えることだ。人工呼吸器が空気の出し入れを行うため胸部が上下し、心臓が鼓動を打っているため体には温もりがあって生きているように見え、さらには心室の収縮を表す緑色のQRS波により、心電図モニターはピッという音を定期的に出すからである。

　脳死が起きるのは通常、脳内の腫れか出血による脳への血流不足が、心臓によって生じる血圧よりも頭蓋骨内の圧力を高める場合だ。酸素が入ってこないため、酸素を求めて細胞が膨らみだすと、問題は悪化する。それゆえ、心臓が健康そうで脈打っていて、肺が呼吸していても、患者はギロチンにかけられたも同然の状態なのだ。

人工呼吸器が発明されるまでは、脳死状態の人はすぐに死を迎えた。脳幹が横隔膜を刺激して呼吸させることがなくなると、酸素が不足した心臓は数分で停止して、実にわかりやすい形でその人を死に至らしめた。それがおよそ六〇年前に人工呼吸器が登場してからは、医者は好むと好まざるとにかかわらず、脳が死んだあとも体を生かし続けることができるようになったのである。

何をもって脳死とするかという議論は、以来ずっと続いている。この議論を推し進めたのが実情に即したニーズだった。つまり、人工呼吸器のスイッチを切って死者を安らかに眠らせられるよう、死に至ったと判断する方法は絶対に必要だというものである。ところが、人工呼吸器につながれた人の死を正確に判断するというこの切迫した状況に、また別の医学の進歩が加わった。一九六〇年代における蘇生術とテクノロジーの急速な進歩によって固形臓器の移植が一気に可能となり、新鮮な臓器が引く手あまたとなったのである。

南アフリカのケープタウンは世界でも有数の美しい都市だ。南大西洋とインド洋が出合う半島に位置するこの都市には、奇妙にも頂上が平らなテーブルマウンテンがあり、その山からの夕日を眺めようと観光客が多く押し寄せる。私はケープタウンには六回ほど行っていて、カエリチャ病院の外傷・救急病棟で研修医として数カ月にわたって働いたこともあった。

私が初めてケープタウンを訪れたのは、アフリカ南部を巡るバックパック旅行をしたときだった。ナイトライフ、コーヒー、ワインツアー、サーフィンと、ケープタウンはいくつもの魅力に満ちていたが、私が興味を持ったのは、トリップアドバイザーの観光スポットリストで六七番目という下位にあったものだ。グルート・シューア病院の歴史的一角に位置するハート・オブ・ケープタウン博物館である。

グルート・シューア病院は、かつて白人の南アフリカ人の居住区だったオブザーバトリー地区という裕福な郊外を見下ろす、デビルズ・ピークの北側の麓に位置している。アパルトヘイト（人種隔離政策）撤廃後もグルート・シューアは公立病院のままだが、建物内を歩いてみると、同病院が受け入れているのは依然として郊外に住む肌が白い裕福な人たちで、タウンシップ（旧黒人居住区）に住む貧しい黒人たちではないとわかる。黒人たちが治療に訪れるのは、西ケープ州にある公共のティーチングホスピタルのタイガーバーグ病院だ。

私がグルート・シューア病院を訪れたかった理由は一つだけである。五〇年以上も前に、この病院で史上初となる人間の心臓移植手術が行われたからだ。現地を訪れるも博物館が閉まっていたので、市の中心部にあるホステルに引き返して開館時間を調べたところ、実は予約制だとわかった。翌日、笑顔で出迎えてくれたキュレーターのヘニー・ジュベールが、自ら博物館を案内してくれた。展示物は大半が実際に使用された装置などで、世界初の人間の心臓移植にまつわる話を聞くことができた。

一九六七年一二月二日、ケープタウン市内の交差点を歩いて渡っていたデニース・ダーヴァルとその母親が車に轢《ひ》かれて、母親は即死した。銀行員のデニースはグルート・シューア病院の救急科へ運ばれるも、同病院の上級神経外科医ピーター・ローズ゠イネスは重度の頭蓋骨骨折を認める。デニースは挿管され、人工呼吸器につながれた。バーティ・ボスマン医師が彼女の父親のエドワードに対して、デニースの命は長くないと伝えた。

この時点におけるデニースの脳の損傷具合は不明ながら、彼女は脳死状態だったと考えられた。ただ一九六七年当時は、確立された脳死の判断基準は世界中のどこにも存在していなかった。

このとき、五四歳の食料雑貨店店主ルイス・ワシュカンスキーは心不全により数カ月にわたってグルート・シューアに入院中で、人間の心臓が移植される初めての受容者（レシピエント）となるのを待ち続けていた（これより数年前に、アメリカでチンパンジーの心臓を移植された人物がいたが、手術後に亡くなっている）。

ここですぐさま行動に移ったのが、グルート・シューアの外科医クリスチャン・バーナードだ。ミネソタ大学で心臓血管外科医の下で訓練を積み、南アフリカに帰国後に心臓移植を試みるようになったバーナードは、四八回にわたって犬の心臓を別の犬に移植し、前年には南アフリカで二件目となる人間の腎臓移植を果たすと、世界初となる人間の心臓移植を行いたいという気持ちを強くした。デニースが病院に運び込まれた同日の午後九時頃、娘の心臓をルイスに移植することに同意するかと、父親のエドワードは尋ねられる。四分間考えたのち、彼は同意した。すると一二月三日の午前一時までには、バーナードは少なくとも二〇人以上の手術チームを引き連れて——その中には自身の弟のマリウスもいた——手術室2Bに入っていて、そこに胸部から心臓を取り出されるデニースが運び込まれてきた。隣の手術室ではルイスが待機していた。

六時間後に手術が終わると、ルイスは手術室2Aから回復室へと運び出されていった。脈打つデニースの心臓を、その体内に収めた状態で。

世界中の新聞がルイスの術後経過を大きく報じた。彼は記者たちのインタビューに応じ、妻と一緒の時間を過ごし、この手術からほぼ完璧に回復したとみられたところで、肺炎にかかって亡くなった。

手術着姿の蝋人形や古い医療機器が、画期的な手術が実際に行われた手術室に展示されている博物館を案内してもらううちにわかったが、外科医のバーナードはかなりプライドが高く、名声を求めるタイプの人物で、またたく間に手にした有名人の地位を楽しんだのだ。ルイスが亡くなったときには、バーナードはすでに南アフリカを離れて講演旅行に出ていて、新たに得た名声を謳歌《おうか》していたのである。

ハート・オブ・ケープタウン博物館を見て回りながら、私は興奮を抑えられなかった。この地で成し遂げられた偉業は医学において匹敵するものはおそらくなく、肩を並べるような出来事も今後数十年は起きないかもしれない。バーナードがこの手術を行おうとしたのは不純な動機からだったかもしれなくても、彼こそは移植手術のパイオニアであり、その名声は得て当然だったように、私は思う。

　ところがそのわずか八カ月後に、バーナードと同じくミネソタ大学で学んだ和田寿郎《じゅろう》が日本の札幌で同じような心臓移植手術を試みたところ、世間の反応はこれ以上ないほど手厳しいものとなった。このときは、溺死した二一歳の大学生の心臓を、心臓弁膜症を患う一八歳の男性に移植したのだが、和田は生きた人間から心臓を摘出したとして、殺人罪の嫌疑をかけられたのである。バーナードのときと同じような方法で、ドナーが息を引き取っていたという判断が下されていたにもかかわらずだ。

　この告発は、結局は取り下げられた。『テキサス心臓研究所誌』に掲載された和田の死亡記事によると、彼は日本でも有数の心臓血管外科医になったという。だが、脳死患者の臓器を摘出して提供した日本の医師たちに対して刑事告発が相次いだうえ、和田がもたらした法的な問題は同業者の間に恐怖の種をまいた。臓器提供や移植手術は日本ではタブーとなり、その後およそ三〇年にわたって同国では心臓移植は一件も行われなかったのである。

　移植にまつわる議論は世界中で起きた。人工呼吸器をつけられて脳死とみられる患者から臓器を摘出することは、どのような状況であればＯＫなのか？　バーナードがデニースの心臓をルイスに移植した数カ月後、各国の大学や政府は委員会を組織して、脳死患者からの臓器摘出に関する規則作りを急いだ。テクノロジーによって色々なことが可能となった時代において、死を定義しようという動きが始まったのである。

日本の状況はともかくとして、他国の外科医――主にカリフォルニアのスタンフォード大学やパリのピティエ・サルペトリエール病院の医師たち――は人間の心臓移植を手掛けるようになったものの、その成果はまちまちだった。バーナードによる画期的な手術からの一年間では、一〇〇件以上の心臓移植が行われたとみられている。そのうち三カ月以上生存した患者は半数にも満たず、一九七〇年になると心臓移植を行っているところは数えるほどになった。結局のところは、拒絶反応抑制剤（免疫抑制剤）が改良されたことで心臓移植は再び実行可能なものにはなったが、一方で脳死宣告を行う最適な方法に関しては解決と言うには程遠い状況だった。脳死の定義と、移植用に確保できる臓器の条件の設定に、各委員会は苦慮した。

人工呼吸器のおかげで、脳死状態の人（およびその臓器）を生かし続けることができた一方で、移植技術が急激に広がったため、脳死という概念が無理に考え出された。脳死という名称からして、別の死であることが示唆されている。そうでなければ、ただ単に「死」と呼べばいいのだから。この点が、死のジレンマに付き物の数多くの矛盾につながっている。バーナードはデニースの心臓を移植した英雄としてもてはやされたのに、それから一年もしないうちに和田は心臓を移植して刑事告発されたのだ。

文化的な違いは、私が毎日直面するジレンマの間違いなく一部である。というのも、衝撃的な知らせを突きつけられると、ロン・スチュワートからわが子が溺死したと告げられたカナダの母親のように冷静に振る舞う者もいれば、訓練中のロンが目にしたロサンゼルスの家族のように泣き崩れる者もいるからだ。

私はこの件の第一人者に話を聞くことにした。人類学者のマーガレット・ロックである。彼女の著書『脳死と臓器移植の医療人類学』は、現代との関連で死を理解したいと望む人にとって必読書とされている。ロックは学者生活の大半を、脳死概念の発展を探求することに費やしてきた。もっとも、ある人が実際には死んでおらず、それでいて完全に生きているわけでもないときに私たちがすべきことについてまでは、さすがに調べていなかったが。

私が同書を読んだのは数年前のことで、脳死患者がカナダでニュースになり、脳死が死として法的に認められるようになった経緯を理解したいと思ったのがきっかけだった。包括的な論文となっているこの本は、止まった心臓以外の死の定義を強く必要とする世界は、技術の進歩が引き起こしたものだと明言していた。ただ、この本を読んでも、私には答えよりも疑問のほうが多く残った。脳死は少なくとも死ではあるが、脳死の厳密な定義に当てはまらない人や、おそらくは脳死にはならなくても、多くのテクノロジーに支えられている人はどうなるのかと。

イギリスとカナダの二重国籍を持つロックは、モントリオールにあるマギル大学の名誉教授である。同大学のメールアドレス経由でコンタクトを取った数日後、私は彼女と電話で言葉を交わすことができた。当時八五歳だったこの研究者の履歴書は五九ページにも及び、著書は二一冊、論文は二一四件を数えていた（講演数も三六四回に上った）。

理学士号を得て大学を卒業したロックは一九六一年に、カナダ政府による留学プログラムに興味を覚えて――北大西洋を横断する飛行機の無料航空券も含まれていたため――イギリスを離れた。彼女には強いイギリス訛《なま》りが今でも残っているが、電話での会話から察するに、振る舞いなどにもイギリスらしさは存分にあるようだった。この電話でのやり取りが実に礼儀正しく、格式張っているように感じられたからだ。それとももしかしたら、人類学者とはそのように話すものなのかもしれないが。

ロックは脳死概念の発展を最前線で目撃して、カリフォルニア大学バークレー校で医療人類学の博士号を取得した。アメリカと日本で研究を半分ずつ行い、両国のＩＣＵで終末期の事例を観察したのち、モントリオールに戻ってマギル大学医学部で医療人類学者のポストを得たのである。

脳死問題に関して緊急性があることを初めて知らしめたバーナードによる一九六七年の心臓移植を出発点に、ロックは脳死の歴史を解説してくれた。一九六八年夏、バーナードは自分と同じように人間の心臓移植を行っている外科医を、世界中からケープタウンに呼び集めた。このときの会合ではドナーに関する議論が巻き起こったが、バーナード自身は、心臓を摘出される人物についてはことにはほとんど興味がないようだったという。

〝従来死〟（伝統的な死）――脈拍の喪失――だと心臓移植がほぼ不可能になる点については、意見の一致が見られた。停止した心臓の摘出時に酸素が欠乏していると、心臓にとってダメージがあまりに大きいことは、犬の事例で十分立証されていたからだ。そこで合意されたのが、従来死とは死を迎えたあとに確実に起こる状況を言い換えて表現したにすぎないこと――つまり酸素を豊富に含んだ血液が脳に流れないと、神経系はすぐに駄目になってしまうということである。

この時点で、議論がややそれた。アメリカ人のデントン・クーリー医師が次のように発言したからである。「〝生きている〟とか〝死んでいる〟というのは、非常に不明確な漠然とした言葉であり、正確に定義することはできない。〝生〟と〝死〟の意味は誰にもわからないのである。（中略）私たちは、死体が死んでいるかどうかを決定するのにぐずぐずと時間をかけて、レシピエントの生きる可能性を危険にさらすべきではない」。この部分はロックの『脳死と臓器移植の医療人類学』にも書かれている。

心臓が摘出される前に、ドナーは死んでいなければならないか否かについて、議論が生じた。もし心臓が止まっていなければならないとすると、患者は死んでしまうのである。ところがここで、バーナードが声を上げた。「時間がかなり足りなくなってきている」。そうして別の話題に移ってしまったという。

それから一カ月後、ヘンリー・ビーチャー医師率いるハーバード大学医学部の委員会が、『米国医師会誌』に意見を発表した。ケープタウンで行われた協議に対して、上級医師が判断する不可逆的昏睡を死と認めるとしたのである。重要なことにその報告書によれば、この認定によって、回復の見込みがなく人工呼吸器につながれている患者に対しては補助装置を切る方法が、また脈打つ心臓には移植する許可が、それぞれ与えられるとのことだった。

ビーチャーは以下の点も強調している。ローマ教皇ピウス一二世による一九五七年の発言で、死の判断は「教会の権限ではない」という部分だ（私はこの主張をキリスト教徒の家族相手に用いたことはなかったが、今は心のポケットに忍ばせている）。

一九七〇年代には、このハーバード基準は数多くの訴訟で問題視されることになる。一九八一年までには、脳死を定義することは法的・医学的論争をあまりに多く招いていたため、公的方針が至急必要なのは明らかだった。そこで、医師、神学者、哲学者からなる大統領特別委員会が組まれて一九八一年七月に発表したのが、ハーバード基準が時代遅れになっていることと、死の判断において焦点が当てられるべきは人間の死であって、臓器の死ではないことだった。この報告書が論じているのは肉体の物理的状態ではなく当人の状態で、脳へ酸素を供給する能力と、全人格とみなされる、意識を持つことのできる脳の能力とのつながりが示されていた。

この議論の際に〝人格性〟（パーソンフッド）という概念が初めて登場したが、これは死のジレンマに対応していくうえで重要な点である。ハンス・ヨナスなどの哲学者によって形作られたように、心身二元論は西洋社会における生命の意味を、細胞の存続以上のものと結びつけている。ヨナスは一九七四年に次のように書き記している。「〔二元論では〕脳が死ねば、霊魂が離れたときと同じように、あとに残るのは〝ただの残骸〟だというのである。今日、個体を〝人間〟たらしめているものが脳であることを否定する者は、確かにいないだろう。しかし私は、脳以外の体の部分にも、〝個性〟が浸透していると考えている」

アメリカで一九八一年に制定された統一死亡判定法は先の大統領委員会の作業から誕生したもので、現在まで〝人格性〟が死の判断の重要な要素となっている。だが、意識――つまりは人格性――を持つ能力は脳内のほかの部分にあるにもかかわらず、呼吸に刺激を与える脳幹の不可逆的機能といった別の基準も、この法には含まれている。それでは、人格性の概念は実際にはどのように適用されたのか？ 人格性こそが命を真に定義するものであるなら、なぜ脳幹機能と人格性の両方が含まれているのか？

米国医師会と米国法律家協会の双方に支持されたこの死亡判定法は、世界中で採用される同様の規則や慣例の基礎となる。だが論争は変わらずに続いた。多元的社会では、医者が生と死の線引きを行ったことに関して、意見の一致は見られなかった。脳に人格性を置く心身二元論は、人の魂を心に置く、多くの様々な文化的グループや宗教界では論争となった。

一九九〇年代までには、ハーバード基準、大統領委員会、死亡判定法が、多元的社会においいて死を適切に定義できなかったのは明らかだった。ロックが『脳死と臓器移植の医療人類学』の執筆を決断したのがこの時期である。

自ら調べた内容の根幹部分に、ロックは非常に動揺した。最愛の家族が脳死になったことに直面して、どうしたらいいのかと苦しむ家族たちの姿を何度も目にしたことが思い出されたという。「愛する人が安らかに死ねるよう、医療関係者全員に病室から出てもらうことを望む家族もいれば、その人の死によって、他人を助けるという大義を果たせるという考えに従う家族もいます」と話すロック。「そういったドラマが、死期が迫った人の周りで文字通り繰り広げられるのです――何度も何度も。家族は取り乱し、医療チームはフラストレーションがたまるため、何が可能なのかを感じ取るのは難しいでしょう」

当時の日本では、そのような終末期の争いはほとんど見かけなかったという。「家族は決意を胸にして病院にやって来ていました。何をすべきかは年長者を中心に考えがまとまっていて、日本の社会にとってプラスになる行動を取ることに重きが置かれていたのです」と、ロックは語った。

アメリカで臓器移植の利点を目の当たりにした日本人医師が、同地でのフェローシップを終えて帰国したあとも、ロックによれば日本での進展は「改革には程遠かった」とのことだ。大衆紙は、移植が必要な子どもたちや心臓移植のためにアメリカへ渡る日本人の話を取り上げて、移植の利点を訴え始めた。一九九七年に日本で法律が制定されて、脳死の宣告と臓器移植が可能となったが、そのような行為が実際に行われたのは、法律の制定から一年半近くも過ぎてからだった。和田医師が殺人罪等に問われた一九六八年の一件以来、臓器移植を忌避する考えは、それほどまでに深く浸透していたのである。

脳死の定義がまたしても修正されるという二〇〇〇年代後半にロックは研究の第一線から退くものの、それ以降も探求は続けた。生物医学的な死の定義や人格性の損失、それに自分自身が脳死と宣告されても構わないのか、彼女の考えを訊いてみた。

「もう随分と年を取ったので、私の臓器は誰も欲しがらないでしょうが、確かに昔はそのことをよく考えました。ドナーカードにも、いつだってきちんと署名していましたから。なんの疑いも抱かずに」。彼女は現代における脳死の基準を信頼しているという。「ずっと植物状態の人や重病で正常な状態への回復が見込めない人がいる病棟の回診をしてきた経験から、自分は絶対にそのような状態になることは避けようと強く決意しました。実際にそういったときが来たら、専門家の判断に任せるつもりです」

長年にわたって日本とアメリカの状況を比較してきた彼女の経験から、死のジレンマに取り組む私が参考にできるようなことは何かあるだろうかと尋ねた。

驚いたことに彼女の答えは、自身による広範な研究や多くの著作とはほとんど無関係に思われるようなものだった。「あなたが今抱えている課題は、三〇年前と比べれば少しは楽になっています。きっとほとんどの人がテレビ番組や読みものでこのことを知るでしょうから、あなたの課題はある意味では楽になっているのです」

　これには耳を疑った。ＥＣＭＯや透析や静脈栄養、それに私が大いに努力しても細々と生きながらえるだけの患者たちについて説明したが、進化するテクノロジーが大きく関係するとは、ロックは思っていないようだった。彼女から見れば、問題は昔から変わっていないのだ。死がすぐ近くに存在することを受け入れないという問題である。

「医療関係者の間にはかなりの不安が見られます。家族が時間をかけすぎたり、どうしても決断が下せなかったりするためです。言うまでもなく、そのように進めざるを得ませんし、家族の希望を踏みにじってはいけません。ただ、迷わせてもいけないのです。時間は貴重なので」

　脳死に関する人類学の世界的権威に話を聞き、五〇年に及ぶ脳死の定義の進化を理解したあとでは、これ以上の進展は見込めなく思えた。

　私は死を研究している歴史家のスティーヴン・ベリーの元に、ひとまず戻ることにした。現代において、家族がこれほどまでに死に抵抗する理由、そして彼が言っていたが、「私の父は死にかけていた」といったことを人々がどうしても受け入れられない理由について、彼の考えを聞くためである。

　死のジレンマが医者と家族の魂をどちらも粉砕し、双方が強く望む治療上の関係を損なっている現状に至ったことについて、スティーヴンは当然ながらかなり考えを巡らせていた。

彼は社会が五〇年前と比べて変化していることを説明してくれた。テクノロジーの台頭と、人が死を身近で経験する機会が減っていることは、死のジレンマの原因のごく一部にすぎないという。人々は命が特別で価値があると感じるようかつてないほど思わされているため、死は受け入れられないもののように思えるのだ。「スマホで目にする地図のおかげで自分は世界の中心に位置しているし、アプリのアルゴリズムは自分が常に正しくなるように、人に合わせて現実を曲げている」とスティーヴンは語る。「そういった力が与えられた結果、自分はとりわけ生き続けるに値すると、誰もが感じているのだ」

スティーヴンが言うには、この現象はＩＣＵでの私の窮状を上回るほどひどいという。彼も教師として身をもって体験していて、学生も親も彼の生徒評価を拒んで、代わりにもっといい点をつけるよう要求してくるというのだ。「気候変動やワクチン接種に反対するだけでなく、学問や専門知識に対しても全力で攻撃してきている」

スティーヴンはこれを「認識論的危機」と呼んでいる。彼によればこの社会は「権威の全般的危機に直面している。なぜならスマホを持っていることで、自分たちには実際以上に専門知識があると、誰もが思い込んでいるからだ。そのことが、大衆による政府や医学やテクノロジーに対する信頼低下につながっている。今の私たちが直面しているのは〝現実戦争〟というものだ。医学において目の当たりにしていることは経済のほかの知識部門でも起きていて、一般人からの抵抗を以前よりも食らっている」とのことである。

「かって私たちは宇宙飛行士や技術者を崇拝していたし、半袖シャツの胸にポケットプロテクター〔胸ポケット用のペンケース〕をつけるといったアメリカ人のちょっとおかしな一面を、誰もが好意的にとらえていた。そういったものが、今やすべて政治色が強くなってしまっている」という。言い換えるなら、何も疑わない者たちを政治的な情報操作や偽情報が渦巻くウサギの巣穴へと導くソーシャルメディアのアルゴリズムが、社会をあまりに大きく変えてしまったため、各個人は勇気を得て代替現実を受け入れて、一方でかつて権威を握っていた専門家はその権利を奪われたのだ。

だが、それほどまでに単純な話なのだろうか？　医師と患者の間に生じた断絶の責任を、ソーシャルメディアとポピュリズムの政治家たちに負わせれば、それで済むのか？　専門知識を一般人に譲り渡してしまった責任の一端は医者の側にもあるのではとスティーヴンに食い下がると、こう言われた。

「医者はかつては自らの権力を承知していて、『私が判断を下す』と口にしたものだった。だが今はかなり軟化して怖気づき、予期しない法律上の問題に巻き込まれないかと恐れている。物事を本当に理解している人たちがますます恐れおののいて、それと同時にこれまでで最も自信を失っている状態なのだ」

死に関する専門知識を持つ人たちは自信を失ったが、それによって膨れ上がった一般人の見、せかけの自信は方程式の半分にすぎないと、スティーヴンは言う。「その一方で、人々は死にはまったく慣れていない。死は極端に神聖化され、否定もされてきたため、自分自身が消えてなくなるという考えは、人々をとても不安にさせている。ほかにも、来世の存在を信じない世俗主義もある。多くの人にとっては、死んだあとはどうなるのかわからないからだ」

死のジレンマから抜け出す方法は何かないでしょうかと尋ねたところ、スティーヴンは即答した――大衆を教育せよ、と。大学教授であるスティーヴンは教えることが大好きなので、この答えは驚きではなかった。それでも私は懐疑的で、話の途中でメモ帳に〝偏りがある？〟とまで書き記していた。ただ彼の説明は、とてつもなく説得力があった。

スティーヴンは学部の最上級生およそ三五名を相手に〝死――人間史〟という講座を開いており、教授のキャリアを目指す彼らに熱心に教えている。実は彼が死について教えているのと、私が本書を執筆している理由は同じで、人間が死ぬものであることをこの社会は忘れてしまったと、お互いに感じているのだ。彼はこう話してくれた。「私が望んでいるのは、最後には学生たちが死について違和感を持たず、死がどこにでも存在していると感じ、そしてそのときが来たら自らを解き放ち、ほかの人たちも解き放つことなのだ」

スティーヴンには、自らの確信の裏付けとなる証拠があった。人生の終わりについて人々に考えるように言うと、彼らは死を受け入れるような決断を下すのだという。彼が教えてくれたのが、一九九〇年代にアメリカ中西部で行われたある調査についてで、研究者たちがわざわざ現地に赴いて、終末期の問題について地域住民全体に話したというものだった。対象となったウィスコンシン州ラ・クロスにある、五つの郵便番号に及ぶ地域では、五四〇名の死者のうちの八五パーセントが、死期が迫った際の自身の扱いについて指示書をしたためていたことが、研究者によるその後の調べでわかった。積極的介入治療を求めたのは二パーセントだけで、残りは死が自然に訪れるのに任せて、侵襲的治療は控えることを望んでいた。しかもこの調査が行われたのは、アメリカで亡くなる人の六割がその死を病院で迎えていた時代だった。

この調査についてスティーヴンから教えられた数日後に、その内容を初めて目にできたときは興奮した。どうせ死ぬのだから、ICUで体をあちこち突つき回されたくないとはっきり言い表すことができれば、事前に感じる苦しみも軽減されるのは想像に難くない。ところが、この調査を細かく見ていくにつれて、私の興味も薄れた。対象となった患者の平均年齢が八二歳と、ICU患者の平均年齢よりはるかに高く、しかもその三分の一は病院で亡くなったのだから。ラ・クロスでは多くの人が遺言書を書いていたことに、調査を行った研究者たちは驚いていたが、ほとんどの患者が技術介入を行わない自然死を選んでいたことのほうが、私には驚きだった。

この点に関して、スティーヴンは以下のような見解を示した。人は自らの死について前もってよく考えるように言われると、亡くなるまでの日々の過ごし方については自分の力を発揮できる、慎重で妥当な判断を下すものである、と。この調査ではほとんどの人が、栄養ポンプや人工呼吸器といったテクノロジーに頼って過ごすことや苦しむことを望んでいなかった。

このラ・クロスの調査が成功だったこと、そして人は病気になる前によく考えるように言われたら、自身にとって妥当と思われる選択を下せるようになることは、私にもはっきりわかった。死が迫るなかで医学的介入を避けることは、社会のためにもなる。スティーヴンがある統計データを示してくれたが、医療全体に費やされるお金のおよそ四分の一は、死を迎える最期の半年間に集中していた。彼によればこの点が示しているのは、終末期の迎え方を人々に理解させることには経済的メリットがあることだという。「ICUの治療に何百万ドルもかける、必死の一カ月を送っているが、穏やかな夜へと誰もが少し落ち着いた状態で入っていくことになれば、システムの財政ははるかに楽に支えられることだろう」

正直なところ、終末期に下す判断の正しさを証明するのに経済的な論点を用いるのは、どの医者にとっても落ち着かないものだ。だが、最終段階を迎えているのに生かし続けようとお金を見境なく費やしたり、テクノロジーに支えられた施設への収容に伴われる損害や苦痛がメリットを上回ったりしているような場合には、間違いなく経済力が絡んでくる。私は付箋に〝経済力〟と書き記すと、パソコンに貼り付けた。死のジレンマの解決には、金の動きを追わなければならないときもあると気づいたからである。

現在の危機を理解するのに、何千年も遡る必要がないことはわかった。スティーヴンが要約してくれたのが、産業革命の発生以来となる空前の平均寿命の延び方と、現代において急拡大する利己主義を伴った、死に対するなじみのなさという新たな状況である。

私がこのことを頭の中で整理していると、スティーヴンが疑問を投げかけてきた。なぜホスピスケアが何もかも変えはしないのかと。「ホスピス運動が私たちを救い、自宅のベッドで死を迎えるようにしてくれると、ずっと思っていた。産業革命による寿命の倍増など、人は多くのものを手に入れたが、自分のベッドで迎える死など、いくつかのものも失った。人が自宅で亡くなると、ほかの者はその様子を目の当たりにして我が事ととらえ、死をより身近に感じて、さらなる恩恵が得られると、私は思ってきた。ところがそうはなっていないのである」

これはいい指摘だ。過去数十年にわたって、緩和ケアの研究者によってよく問われてきた点であり、私も本書で取り上げていく。ただ、スティーヴンの疑問に対して、私はなんと答えていいかわからなかった。そのため、そもそも死ぬはずがないと思っている人にとっては、素晴らしい死に場所が用意されても、たいして安心感は得られないからなのではと言うことしかできなかった。

死を研究している歴史家になったいきさつをスティーヴンに訊くと、彼は八歳のときに読んだ、J・R・R・トールキンによる物語集『シルマリルの物語』の話をしてくれた。同書の架空の世界にはエルフと人間がいて、両種族はよく戦いを繰り広げている。エルフはほぼ不死身だが、神であるイルーヴァタールは必ず死ぬという運命の贈り物を人間に授けた。これは思いやりのある行動と考えられるという。人間にこの世の制約から逃れることを認めるのは、人間に対するイルーヴァタールによる愛情の現れだからと。「もし人類が不死身だったら、人生は実に退屈なものになるだろう」と、スティーヴンは口にした。「行う価値のあるものは皆無になってしまう。それを今行う理由が一切ないのだから」

当時八歳のスティーヴン少年は、死ぬ能力が神から与えられた贈り物であるという考えに衝撃を受けた。「人生を振り返ってみると、今の自分の立ち位置に至る手助けをしてくれた、足がかりとなったものに気づかされる。あの本が私にとっての足がかりだった」

死は一種の神の恵みであるという考えは、私にとっても足がかりとなった。スティーヴンと話したことで、こう思った――彼の講座が世界中すべての人にとって必修であったら、私が本書を書く必要はなかっただろうと。

それでは、人々の間で高まりを見せる、どんなことをしてでも死を退けようとする傾向による経済的コストはどの程度のものなのか？　簡単に言えばケースバイケースで、先進国では一日あたりのコストはおよそ二〇〇〇～五〇〇〇米ドルだが、この金額は大きく変化する。それでいて、多くのＩＣＵは常に満員状態だ。救急医療が必要な人であっても、いつでもＩＣＵに入れるわけではないのである。

トロント・ピアソン国際空港に近い地域病院のブランプトン市民病院に、この件を尋ねてみることにした。同病院に入院したタキシャ・マッキティという若い女性が、医療チームによる脳死宣告後も、担当医たちによって生命維持装置につながれたままになったことに対して、彼女の両親が医師たちを訴えたのである（この件は第五章で詳しく取り上げる）。マッキティがＩＣＵで過ごした一五カ月間の費用について同病院はコメントを控えているが、その大部分は亡くなったマッキティに対して人為的に与えられた栄養分や水分にかけられていたので、私は情報公開請求を申請した。

それによってわかったのが、実は二四床という同病院のＩＣＵは、マッキティに対する死亡宣告後の一一カ月のうち、満員となったのは二二三日間、〝ほぼ満員〟状態は一七七日間だったことだ。ＩＣＵのベッドが空くまで、患者はＥＲで六時間以上も、時には何日も待たされた。ＩＣＵベッドを必要とした患者四三名は救急車でほかの病院へ搬送せざるを得ず、ベッドの空きがなかったせいで手術は四件キャンセルされた。

カナダや、公的医療制度がある多くの国では、死のジレンマとは費用の問題だ。マッキティのように回復の見込みがまったくない患者に費やされるお金は、どこか別のところにかけられたほうがいい――小児歯科、出生前診断、公営住宅、最低所得保障、さらには人々がより良い生活を送る手助けとなるその他あらゆるものに。マッキティに死亡が宣告された日から心臓が止まった日までの間に、彼女が負担した医療費の総額はおよそ一五〇万米ドルだったとみられている。
マッキティのようなケースによって公的医療を破綻させないようにするために、財政に関して説得力ある議論がなされていると、読者は思うかもしれない。脳死患者に生命維持装置をつなぎ続ける際の関連費用については、数名のＩＣＵ医から話を聞いたことがある。ただ、すべての医療制度が費用の制約に直面しているわけではない。細々と生きながらえる慢性患者のことをドル箱と見ている病院もある。アメリカのある私立病院の経営者はこう口にした。「そういった人たちは無期限の収入源なんです」

治療結果への対応を拒む病院から放り出されて長期療養施設に入院した、機械頼りの患者がアメリカに一〇〇万人以上いるという実態を私が突き止めるのに、時間はかからなかった。これらの患者は半数が一年以内に亡くなっているが、人気の外科医や超一流の病院の死亡統計データには含まれない場合が多い。その理由は〝退院済み〟として記録されているからだ。アメリカ人の私の同僚は、こういったＬＴＡＣＨ《エルタック》（長期急性期病院）のことを、まともな人なら世話になりたいとは絶対に思わない「悪夢のような資金不足施設」と表現した。ある同僚が教えてくれたが、一旦そこに入った患者は、「姿が見えなくなって忘れ去られる」とのことである。

アメリカにおける慢性重症疾患は二五〇億ドル産業だ。高齢化がその大きな一部を占めているのは間違いないが、患者を健康体に戻すことなくＩＣＵの死亡率を下げている治療法の進歩も主な要因である。人工呼吸器をつけた患者が（ＩＣＵではもう対応できないために）転院させられる長期療養病院は、二〇一四年にはメディケアに五四億米ドル以上を支払わせたが、これには集中治療をそこまで必要としていないために介護施設やリハビリテーション病院へ送られる、費用面で三分の一ほどに相当する患者は含まれていない。死のジレンマの費用は今や大いに明らかだ——気持ちの面においても経済面においても。

だが、ＬＴＡＣＨでかかる費用以上に問題なのが、倉庫のようなその劣悪な実態である。アメリカにおける最良と最悪のＬＴＡＣＨを調べたある民族学的研究によれば、ＩＣＵからＬＴＡＣＨへ転院させられると、受ける治療レベルが劇的に下がるという。医師による患者の回診は一日に二回が一週間に一回となり、看護師と患者の人数比は1対1が1対6になるのだ。一貫性のない治療、人工呼吸器からの離脱（ウィーニング）を早められない、強制力のない規定（治療が積極的すぎて患者を傷つけるケースもある）、理学療法の減少、薬の乱用などが、ＬＴＡＣＨでははびこっているのである。

さらにひどいのが、ＩＣＵからＬＴＡＣＨへ転院させられた気管切開患者の半数が一年以内に亡くなっていることだ。むしろこれは、「ＬＴＡＣＨはひどいところなので」かえって幸いなのかもしれないが。

ＬＴＡＣＨについて、ジェシカ・ジッターに訊いてみた。アメリカを拠点としているカナダ育ちの緩和ケア医で、私と同様に公的医療制度の重要性を認識している人物である。「そういった病院は、私たちが目にしたくないものを収容する利便施設のようなものです。私はＬＴ

ＡＣＨのことを大問題だと思っていて、よく話題に取り上げています。人は問題を先送りするもので、目の前で実際に起きていることに対しても、見て見ぬふりをします。ＬＴＡＣＨでの入院生活がどのようなものか、誰も理解していません。もし理解したら、そのような生き方は絶対に望まないでしょう」

診療報酬の影響についても尋ねた。

「大いにありますね。それがアメリカという国なのです。すべてがお金だと言ってしまっては、物事をあまりに単純化することになりますが、それこそがアメリカが抱えている問題点です。こういった長患いのＩＣＵ患者が、病院に多額のお金をもたらしています。医療経済学と出来高払いの医療制度は複雑なものですが、そこに大きな問題があるのです」

出来高払いという支払いモデルについて、色々と話した。これは診療ごとに医者が報酬を得られるもので、栄養補給のための点滴による中心静脈カテーテルの挿入といったちょっとしたことから、気管切開術といった大掛かりなことまでが含まれる。そのような診療行為を行わないという選択をすると、支払いはゼロだ。これは医者がどうしても慣れることのできない、歪んだ報酬である（私も出来高払いの救急科の医師として、この恥ずべき状況は嫌というほどわかっている。十分に時間をかけて患者に診察内容を説明したり退院の準備をさせたりすることよりも、別の患者を診ることのほうが、お金をより稼げるのだから）。

「変わることを願っています」と、ジッターは口にした。「あまりに異様な状態なので」

新たな概念である〝ＩＣＵサバイバーシップ〟とは、運良くＩＣＵで亡くならなかった人たちの実態を扱っている。ある病院の管理経営者が言っていた、回復はしないが亡くなりもしない、「無期限の収入源」となっている人たちの現状を取り上げているのだ。

ＩＣＵサバイバーシップという用語が含意しているのは、ＩＣＵの結果は二項対立ではないということで、成功か失敗かとか、生か死かというものではないのである。ＩＣＵで亡くなっていない患者にとっての人生は、以前のものとは似ても似つかないものかもしれないからだ。

ＩＣＵ死亡率の低下は歓迎すべきことのように思われる。だが前提としてあるのは、ＩＣＵサバイバーがかつての生活に戻って精力的に仕事をこなし、子どもを育て、ビーチでバカンスを送り、マラソン大会に出場するといったことだ。ところが『米国医師会誌』に掲載された二〇一〇年の研究によると、高齢患者でＩＣＵ退室後にかつての状態に戻れた者はいたものの、多くはそうではなかったという。

ＩＣＵサバイバーのうち、三年以上生き続けた者は六〇パーセントにとどまった（一般患者の場合は八五パーセント）。しかも六〇パーセントというこの数字は、人工呼吸器をつけていた者に限ると四〇パーセントにまで下がる。それどころか、人工呼吸器をつけていた患者では、三人に一人がＩＣＵ退室後の半年以内に亡くなっている（全入院患者の場合は一〇人に一人）。さらには、ＩＣＵサバイバーのうち三分の一は半年以内に再入院しているのだ。

ＩＣＵサバイバーは、極度の脱力感、悪夢、心的外傷後ストレス障害（ＰＴＳＤ）、鬱《うつ》、その他の精神疾患に苦しんでいるという研究結果もある。ICUから退室できても、その後の生活は思ったほどいいものではないのかもしれない。

アメリカの医療制度における営利目的の悪事の中で最も目に余ると言えるものが、非営利報道機関プロパブリカが二〇一八年に発表した報告書で明らかにされたが、その内容はアメリカの一流医療機関で働く大勢のICU従事者が感じていることを裏付けていた。問題になりそうな統計データが生じるのを避けるため、病院側が緩和ケアをわざと行わないときがあるというのだ。品質を測る指標によって、道理に反する行為をさらに悪化させてしまう一例となるのが、固形臓器を移植された患者——第二の人生を送るために脳死患者の心臓と肺を受け取った者——が一年間（より正確には三六五日）生き続けた場合には手術は成功したと、連邦政府の監督機関によって認められることである。これによって生じたのが、免疫系の拒絶反応や治療不可能な感染症、複数の内科的合併症によって患者の体がボロボロになっていても、三六五日という基準をクリアするまではその状態のままでいるよう、患者が強いられるという事態だった。そして三六六日目を迎えると、緩和ケアを行うという申し出が患者に対して初めてされて、テクノロジーの使用は取りやめとなるのである。

このプロパブリカの調査には、医療チームのメンバー間のメールの検証や病院従事者への聞き取りに加えて、心臓移植手術を受けた六一歳の退役海軍兵を手術から一年が経過するまで生かし続けることを話し合っている、医師同士の会話の録音も含まれていた。

「これが職業倫理にかなっているのか、道義をわきまえているのか、正しいことなのか、私にはよくわからない」という発言が録音されていたのは、ニュージャージー州にあるニューアーク・ベス・イスラエル医療センターの移植担当医マーク・ザッカーだ。だが彼はミーティングでは同僚に対して、患者を生かし続けることは「将来の移植レシピエントの全体的利益のため」だと話している。移植結果に関する次回の報告書については、ザッカーは冷酷だった。「その報告書の時点で彼が死んでいなくても、その次の報告書で死んでいても、半年もすれば問題としては消えてなくなる」。ほかの患者が死んだら、自分たちの移植プログラムに審査が入りかねないことをおそらく心配して、そう口にしているのだ。

この件に関する連邦規則には効力があり、二〇〇七年の発効以降、移植手術を行う権利を失った病院は二〇軒以上に上る。一回の心臓移植手術は一〇〇万ドル以上もの価値があることから（一〇〇〇万ドル以上を生み出す手術もある）、この措置は各病院の収益に影響を及ぼしている。

患者をすぐには死なせない理由が大きく歪んでいるせいで、緩和ケアの選択肢が多くの人に知らされていないわけだ。この問題はたった一つの施設に限った話ではない。私が一〇を超えるアメリカの一流大学病院のＩＣＵ医に話を聞くと、いんちき話を本当だと家族に信じさせて大枚をはたかせる移植医について、彼らは語ってくれた。いいようにとれば見込みがある、悪いようにとれば明らかに人をだます内容の話とのことで、非倫理的で誤った楽観主義が蔓延しているのである。私自身の経験では、移植を受けたＩＣＵ患者とは、予後や緩和について話すのは認められないと言われたことがある。そのせいで、私が上級医師のオフィスで涙を流すこともあったが、私が自分の身に火の粉が降りかかるのを恐れるのと同じように、その医師たちも目指すものは私と同じながら、やはり恐れているのだ。そのため私たちは、指示に従ってそのまま続けるのである。患者が三六六日目を迎えるまで。

死は自由に選べるものとみなされるようになったと言ってもいい社会の変化を把握できたことから、私は生物医科学の世界に立ち返ることにした。単純な計算である死の方程式の意味を理解することができれば、より確かな立場に立てるかもしれなかったからだ。

そこで連絡を取ったのがアンドリュー・ベイカー医師という、カナダの脳死ガイドラインの作成者の一人である。彼は救急医療の世界における伝説的人物なので、電話がつながってその声を耳にすると、悪い知らせでもこの人に言われたいと思わされた。

ベイカーは死のジレンマの複雑な面は認めたものの、彼にとって議論の余地がない部分については、穏やかながらも自信たっぷりという感じで譲らなかった。「死は一つしかない」と、彼は言い切った。「脳幹および意識〔能力〕の不可逆的喪失の死があるだけだ」

ちょっと待ってほしい。息をしていないローマ教皇の肉体や、救急医療士時代に私が死と判断していた脈拍のない状態はどうなるのか？

要は、心臓が果たす役割が複雑なのだ。ベイカーはこう続けた。「心臓が止まっても、死んだことにはならないかもしれない。自然蘇生する可能性もある」。これは、停止した心臓が自力で再び脈を打ち始めるというものだ。必ずしもよくある現象ではないし、フラットラインになってから数分以内に起こらなければならない。彼が説明するには、その場合はむしろ私のような医者が介入して、患者の心臓を再始動させて脳への血流を取り戻すことになるだろうという。心臓が再始動しないと、脳は酸素を豊富に含んだ血液を得られない。そのため、酸素や血流の欠乏はまさしく脳死の前兆であり、ベイカーが主張する「一つの死」なのだ。

私にとって死がこのようにはっきりと言い表されたことは、医学部時代にも、研修医やフェローのときにもなかった。ベイカーによる単純そうに思える「一つの死」という構図は明瞭かもしれないが、医者はそのように考えるよう教わってはいないし、映画やテレビに慣らされた大衆による死の見方とも異なっている。ただ、よくよく考えてみると、ベイカーは間違いなく正しいようなのだ。

では、臓器を支えるテクノロジーの進歩の点から見ると、死は何を意味するのか？「境界線を定める必要がある」と答えるベイカー。「白血球は体の外で何百年も生きることができる。君のDNAを採取してそれを細胞に挿入すると、タンパク質が生成される。君の腎臓を第三者に移植しても、その腎臓は生き続ける。それでも君が生きていることになるのだろうか？」

ベイカー自身は「ノー」だと言う。彼はどの臓器よりも脳を重要視している。なぜならそこにこそ――少なくとも科学的には――アンドリュー・ベイカーであれブレア・ビガムであれ読者であれ、その人物が存在しているのだから、と。第三者の心臓や腎臓や肝臓が私に移植されても、麻酔が切れたあとに目を覚ますのはブレア・ビガムだ。だが、私の脳を取り出してしまうと、もうおしまいというわけである。

ベイカーが考える境界線は意識の部分――彼の言う「人格性」――にあるといい、これはヨーロッパやアメリカ、オーストラリアにおける考え方と一致するものだ。テクノロジーの存在に関しては、私たちは確固とした死の定義を持たなければいけないという意味だと、彼は言い添えた。つまり彼によれば、神経死が生じたと証明されたら、人格性は終わりを迎えたことになるというわけである。

〝人格性〟（パーソンフッド）という単語は、私にはやや専門用語めいていると思う。私なら自分の個性や記憶ととらえたいし、母親なら私の魂をそうみなすかもしれない。意味するところは人それぞれであっても、対応する概念はほとんどの文化に存在する。実体がないと言おうが、間違いなく人間の特質を示すものを以下のように呼んでも――魂、内なる自分、心、ｊｉｖａ《ジヴァ》（サンスクリット語で命）、ｒｕｈ《ルー》（インドネシア語で精神）、ｔｈｅｔａｎ《セイタン》（サイエントロジーで精神）、ａｔｍａ《アートマ》（サンスクリット語で魂）、道教で霊を意味する魂魄《こんぱく》のｈｕｎ《フン》（魂）とｐｏ《ポー》（魄）――これらが指し示しているのは、私を私たらしめて、あなたをあなたたらしめている、精神的で知的な自己だ。このことから、脳の死こそが重要な意味を持っている唯一の死だという、ベイカーの考えに立ち返ることになるのである。

ただ、脳死の判定は見た目ほど簡単ではない。探っても脈はなく、モニター画面上にそれとわかる波形も現れない。だが医者も、当てずっぽうで判断しているわけではない。きちんと定められた文書がそれまでなかったことから、ベイカーを含む専門家は、カナダにおける死の判断に関するガイドラインを厳密な科学に基づいて作成したのだった。

二〇〇六年に作成されたこのガイドラインでは、神経死の宣告方法を概説している。その内容は厳格で、臓器提供の場合、脳の不可逆的な死を証明するのに二名の医者を必要と定めている。脳死状態とみなされる三つの条件は至極単純だ。一つ目は、脳死状態である理由が必要なことで、患者の状態に関して妥当な説明が見つからなければ、医者はそれを探し続けなければならない。二つ目は、脳死と似た状態を引き起こす可能性がある交絡《こうらく》因子は一切存在してはならないというもので、判断に影響を及ぼしかねない薬物は患者の体内から排出されなければならず、もしなんらかの疑いがある場合は神経画像検査を――造影剤や放射性粒子を用いて――行って、血液が脳に流れていないことを証明することになる。最後の三つ目は、脳神経の精密検査の実施が必須ということだ。

五年間の研修医と二年間のフェローという経験があっても、私はいまだに脳死検査には手こずる。様々な神経配線が複雑に張り巡らされているため、なかなかうまく覚えられないのだ。

例えば瞳孔に光を当てても収縮しなかったら、非常に活発な脳内において、腫瘍、ウイルス、発作の影響を受けた可能性のある部分が、神経路に少なくとも六箇所は存在していることになる。脳死検査が細かく秩序立っていて、熟練した医師二名の同意を必要としているのも、それゆえに当然のことなのだ。チェックリストが用いられることも多い。また、脳死検査をいくつか見てきた経験から言うと、ICU医が患者に脳死を宣告するときは、人格性が不可逆的に失われているのは、まず間違いないだろう。

それでも、〝人格性〟を生きていること——より正確には、死んでいないこと——の代わりに使用することには、少なくとも問題が一つある。その問題とは〝サンドラ〟だ。今はフロリダで暮らしている、アルゼンチンのオランウータンである（元々の生まれは旧東ドイツだが、アルゼンチンで育った）。

サンドラと私は同い年で、どちらも「好奇心が強い」と言われてきたし、ショールをまとってうろつくことを好む。しかも法の下では、私たちはどちらも〝人〟なのだ。

二〇一五年、アルゼンチンのエレナ・リベラトリ裁判官は次のように裁定した。サンドラは法的には動物ではなく〝人間ではない人《ノン・ヒューマン・パーソン》〟であり、人間が持つ法律上の権利の一部を有し、それにはブエノスアイレス動物園が提供する生活環境を上回るものも含まれる、と。同動物園は改善を十分に施した住居をサンドラに用意することができなかったため、彼女は結局、フロリダにあるオランウータンの保護区域へ移された。

「私はこの裁定で、社会に対して何か新しいことを伝えたかったのです。動物は感覚を有する生物であり、私たち人間が責務として彼らを重んじるということこそ、彼らが持っている最も重要な権利なのだと」。リベラトリはAP通信の取材に対してそう語っている。

このちょっとしたエピソードはくだらない印象を受けるかもしれないが、人格性の概念が完璧からは程遠いことを示すものだ。かつては人間の魂を数値で表そうとする試みさえあった。今から一世紀以上も前のこと、ダンカン・マクドゥーガル医師が魂の重さを計ろうとしたのである。このマサチューセッツ州の医師は、ある男性の体重が死後に二一グラム減ったことに気づいた。彼はこれを魂の重さであると仮定して、同様の実験を犬で行った。ただ、このときは犬の体重に変化は見られなかった。なぜなら犬には魂がない（と言われている）からである。

マクドゥーガルによる、本物とは呼べないようなこの実験は大いに批判されたものの、魂に重さがあるという考えが忘れられることはなかった。ショーン・ペンとナオミ・ワッツが主演した二〇〇三年の大ヒット映画『21グラム』では魂の意味が探求されていて、その他の大衆文化でも同様に取り上げられており、魂は数値で表すことができるという考えは今でも根強く残っている。

こういった気晴らしになるような話はさておき、死の判断に関する境界線と同じく、人格性の喪失はいまだに広く認められてはおらず、また認められることはないかもしれない。

〝人格性〟を生きている意味の代わりに用いることに万人が同意したら、本書はここまでとなる。訓練を積んだ医者なら、人が自らを人間たらしめる本質を失ったタイミングを指摘できるだろうし、それと同じような運命を迎えるまでは、誰もが人生を歩んでいける。だが、ベイカーや私のような医者の意見に全員が賛成しているわけではなく、脳死や多臓器不全が起きた場合には、避けられない結果に対して医者が家族に備えさせるという、愛情表現にも似た対応がされる場合も多い。そういった際のやり取りは実に効果的で、思いやりに満ちているときもあれば、医療チームと家族間の信用が崩壊してしまうときもある。極端な例では、家族は医療チームを完全に見限り、弁護士を立てる。人の生死を決めるのは誰なのかがはっきりしない状況を迎えて、険悪なムードになるのだ。

第五章　死の宣告——死期を判断するのは誰なのか？

あなたが死ぬのは、医者がそう言ったとき

私は数年前にあった心臓病の学会で、心停止サバイバーが講演を行うセッションに参加した。一〇年前であれば、そういった学会でサバイバーの人が話すことはおろか、会場に来ることすら考えられなかったが、彼らに自らの体験を語ってもらうスタイルは定着しつつあった。

このときの講演者は先天性心疾患を抱えた若い女性だった。彼女と一緒に登壇した年配の男性は心臓専門医を長年務めている人物で、襟付きの地味なシャツ、なんの変哲もないネクタイ、高そうなスーツと、これぞまさに心臓専門医という格好をしていた。その女性が語った体験談は心停止サバイバーにはよくある話で、本人に当時の記憶はなく、その場に居合わせた親切な人と勇気ある救急医療士に助けられたというものだった。ただ、会場を埋めていたような医師たちがERで心肺蘇生を試みたものの、うまくいかなかったという。彼らが匙を投げようとしたとき、彼女を担当しているこの心臓専門医が、なぜか自分の患者が下の階にいることに気づいてERに飛び込んできて、「やめるな！」と声をかけたのだった。

医療チームが再び奮起した結果、女性の脈拍が戻った。彼女はすぐに心肺バイパス手術を受け、その後はさらに心臓移植も受けて、現在に至るというわけである。

講演後、私の同僚の一人が立ち上がって、その場にいた多くの者が思っていた疑問を心臓専門医に尋ねた――手遅れと判断しても無理がないほどの時間が経過していたにもかかわらず、彼女を蘇生させようという思い切った行動に出た理由とはどういったものだったのでしょうか？

「まだ彼女の人生が終わるタイミングではない――そうわかっただけです」と、医師は答えた。

そう聞いて、科学的なことに関して一言ある人たちでいっぱいの会場では、誰もが我が意を得たりとうなずいた。

あらゆることをつなぎ合わせて全貌を把握する、基礎能力を有している医者は多い。普段ならわざわざ考えないようなことを一瞬で理解し、無数のバラバラなデータをまとめてパターンを見抜くと、患者の体内の様子について筋の通る解釈を作り上げていく。これは一見すると魔法のように思われるかもしれないが、その根本にあるのは魔法とは程遠い。長年に及ぶ研究、そして患者を診続けてきた日々の実践の賜物なのだ。

自分の患者を長いこと担当してきた心臓専門医でも、この女性の人生が終わるタイミングではないという判断に至った理由については、彼女の肌の青白さだったのか、心電図モニターの波形だったのか、容体に不自然な部分があったからだったのかは、明言できないだろう。私にとっては、その点はそれほど重要ではない。ここでのポイントは、医者はかなり仕事ができる人たちなので、私たちのことを信頼して仕事を任せてくれたら、大抵は正しい判断ができるということだ。

ただ、そんなに単純な話でもないのだが。

東部オンタリオ小児病院の小児集中治療室（ＰＩＣＵ）室長であるソニー・ダナニは、死が持つ意味に関する世界的権威の一人だ。臓器提供からＩＣＵ患者の痛みの緩和、そして安楽死に至るまで、彼は人々が死に至る様子を二〇年にわたって調べている。またＰＩＣＵ医であることから、小さな赤ん坊からティーンエイジャーまでのあらゆる人たちの治療も行っていた。

命が終わりを迎えたという判断は医者に任されるべきだという考えに、ソニーが賛成かどうかを知りたかったのだが、彼は次のように話した。

「病気の治療をしたり回復の見込みがないという見極めを行ったりする医療プロセスでは、誰かがその判断をしなくてはいけませんが、現実的な立場からすると、人が死んだという判断を家族がすべきとは、私たち医者は絶対に言えません。異なる宗教の人たちにそうさせることはできないですし、実際にできることでもありません。そのあたりのことを判断できるのは医者です。私にとって死とは、生き方そのものです。定義、判断、宣告を行うのですから」

各国における死の判断の違いについても尋ねた。私が気づいた限りでも、違いはいくつもあるようだった。

「大問題となるような違いはありません」と、ソニーが答える。「ただ、死の判断にばらつきがあると致命的です。私たち医者が患者は亡くなったと言ったあとに、モニターにピッと点が現れるのを家族が目にしたら、彼らは私たちを信用しなくなるでしょう」

人生の最期の瞬間に関する科学知識を持っていることは、人が死ぬ様子を全員に理解してもらううえで重要だと、ソニーは考えている。「命の最期には、心臓は動きもするし止まりもするとわかってもらえれば、信頼関係を築けます。科学においても微妙な違いがあると気づければ、誰もが偏見がなくなってオープンになれるでしょう」

心臓に関するこの現象は、脳死ガイドラインを作成したICUの専門家アンドリュー・ベイカーが「自然蘇生」と言っていたものだ。だがソニーはその表現は好きではないという。「そういった人たちはいきなり目を覚まして息をしはじめるわけではありません。実際には蘇生しないのです。ただ心臓は一分か二分ほど、急に動いたり止まったりします」

私の中では、死にまつわるジレンマは存在しません。それを言うなら臨終のジレンマです。現在はパターナリズム（家父長主義）がぐらついています。私たちが訓練を受ける前の時代には、白衣を着た白人の男性医師が『こういうものなのだ』などと上から目線で言ってきましたし、人々が医師のことを大いに尊敬する社会でした。今や医者はほとんどが白人でも男性でもなく、白衣も着ておらず、グーグルの助けを借りていて、パターナリスティックでもありません。私たちが患者家族に与えている選択肢はひどいものです。私が母親に対して、『生後二カ月のこの赤ん坊をこのまま逝かせたいですか？』と尋ねたとして、それが選択肢と言えるでしょうか？　実に馬鹿げています。

ですから、私たちはそれぞれの人のことを、もっと分け隔てなく扱わなければいけないのかもしれません。できるだけ多くのことを知ってもらい、時間も十分に与える――そうした力を人々に持たせるのです。一方で私たち自身が助言して、彼らをサポートする必要もあります。私たちには専門知識があるのですから」

目の前が明るくなった。状況は好転しつつあるのだ！

「この社会のあらゆるものは、一般化する前に一方の側へ一度極端に振り切れる過程を必要としています」と、ソニーが続けて言う。「医者の権限が減って、家族の権限が増えるというのは素晴らしいことだと思います。でも、私たちが家族を呼び集めて、彼らに時間と透明性と知識を与えると、私たちのほうが状況をより良くコントロールできるでしょう。あらゆる意思決定を患者と家族に委ねてしまっては、かえって彼らに悪影響を及ぼすからです。

希望という概念は難しいものです。私たちは何を望んでいるのか？　希望を持つ動機は全うなものです。なぜなら……私たちは回復する人々を見てきていますし……私たちにある専門知識や経験は人々に希望を与えます。大怪我を負った人にも、私はこう声をかけます。『あなたの仕事は希望を持つことで、私の仕事は現実的であることです。一緒にその中間を目指しましょう』と。つまり希望を持つことに関して責任を負うべきは私たち医者ですが、特に最初の段階ではこれはそれほど間違った対応とは言えません。希望が絶望へと変わる際には家族には時間が必要になるものの、私たちはその時間を与えるのを苦手としています。希望にとらわれるあまり、そこから抜け出せないためです。この時間にこそ、空白が存在しています」

この部分の改善には時間をかける必要があると、ソニーは言う。彼は最近の経験を引き合いに出した。「私たちは二カ月以上にわたって、ある家族に一日に何時間も付き添いましたが、ほとんどの時間は会話で占められました。この家族と医療チームは、困難な状況に次から次へと見舞われても、衝突することは一度もなかったのです。これは私たちが必要な時間をかけたからです」

実際のところ、『英国医師会誌』に掲載された二〇〇〇年の調査によると、医師は終末期については楽観視しがちで、患者に残された時間を実際より五・三倍も長く見積もっていたという。

つまり私たちのやり方は間違っている——それも正反対の方向に。人生を短く切り上げる傾向にはなくダラダラと長引かせて、木を見て森を見ずの状態となり、しまいには悲劇から得られる最後の善行（臓器提供）がもはや可能ではない状態にしてしまっているのである。

医者が希望を抱いたために治療を続けざるを得なくなり、患者の望みと衝突してしまう——

そうなる場合が多いのだ。

一九七六年からオンタリオ州オタワで暮らすアルマ・エスタブルは、医学者を両親に持つ社会調査士だ。私がエスタブルと話をしたかったのは、ケベック州ラヴァル大学医学部でかつて教授を務めていた彼女の父親が二〇一六年に倒れて昏睡状態に陥り、オタワの病院のICU入りとなったからである。エスタブルによると担当医には、生命維持装置を外したほうがいいと言われたという。父親は脳死宣告をされていなかったが、医者たちは家族に対して、回復する見込みがないと告げた。さらには父親を〝蘇生処置拒否（DNR）〟患者に指定することと、治療の拡大を求めないことを彼女に頼んできたという。だが、委任状をきょうだいで共同所有しているエスタブルがこれを断った結果、お役所的で親身さに欠ける押し問答に発展し、家族と医療チームの間に溝が生じたのだ。

私と話した際にエスタブルがすぐに明言したのが、その後の論争は父親の死とは無関係ということだった。「父の死に関しては、論争はありませんでした」と、私の最初の質問に対して彼女はきっぱり答えた。「父の生に関して、論争があったのです」。父親は、自身の生活の質（クオリティ・オブ・ライフ、QOL）が下がってでも生かされることを望むと、明確に言っていたという。ところが病院側はその判断を疑問視して、同意・意思能力委員会（CCB）という準司法裁判所の場へと、家族を引っ張り出した。オンタリオ在住の家族と医師の意見が一致せずに膠着《こうちゃく》状態に陥った場合は、いずれの側もCCBに対して申し立てをすることができ、同委員会は患者、家族、医療サービス提供者の間に立って調停を行うのである。この委員会は、手術、治療、生命維持装置の使用中止の賛否の裁定に関して、患者に代わって判断を下す代理人を任命することもできる。

このときは、自分と家族はいじめられたような気持ちになったと、エスタブルが明かした。「考えを改めるよう、ひっきりなしに言われたのです。彼らの一連の行為は、私が生涯に経験してきたことの中で、執拗なハラスメントに最も近いものでした」。彼女によれば、自分たちに圧力がかけられて、〝面食らいっぱなし〟だったという。「まるでカフカの作品のようで、とても奇妙でした。生きとし生けるものは、すべてこの世を去ります。私たちもその点はわかっていて、父もその道をたどりました。ただ私たちは、父にはその道を自ら歩ませただけなのです」

エスタブルときょうだいは医学者の子だったため、すぐさま資料を細かく調べて、父親の状況を理解しようとした。父親の願いがないがしろにされないように、病院の資源を利用した。解決策が見つかることを期待して、医者、看護師、ソーシャルワーカー、倫理学者、それに病院付きの牧師に聞き取りを行ったのだ。だが、病院側は依然としてCCBを当てにした。エスタブルの家族は弁護士を雇い、最終的にはCCBで勝利を収めた。彼女によると父親は意識を取り戻し、家族と言葉を交わすことができたが、その年のうちに亡くなったという。オタワの病院は私に対して、ＣＣＢの役目を支持することと、「同委員会の決定に関して我々はコメントする立場にないが、双方の言い分を聞く明確でオープンなプロセスを介して個々の申し立てが細かく調べられているのは、彼らの仕事のおかげである」と伝えてきた。

エスタブルの父親は脳死とは一度も宣告されなかったが、患者の擁護者であろうとする医者が家族に対して苦痛を与えうることを、この一件は明確に示している。さらには、人生の終わりにおける話し合いによって――これはうまく切り出されない場合も多いが――医者が育むべきと教わってきた治療上の関係がバラバラになりかねないことも。

今回の体験について、エスタブルはじっくり考えたという。「一体いつから、国家が命を奪えるようになったのでしょう？」と彼女は口にしたが、これは必ずしも大げさな表現をしているわけではなかった。私はその言葉を耳にして、医者としての自分の役目を患者家族はそのように見ているのだろうかと思わざるを得なかった。実は私はあちこちで命を奪っている、国に雇われた俳優なのか？

患者家族と交わしたこれまでの会話が、脳裏に次々と浮かんだ。私も彼らをいじめられたような気持ちにさせていたのではと、罪悪感を覚えた。脳死の体が機械につながれて人工呼吸が施されている一方で、裁判所がその人物の死を論じているときに何がなされるべきか、エスタブルの意見を尋ねてみた。彼女はこう答えた。「なぜ彼らの好きなようにさせてはいけないのでしょう？　家族はすでに多くの苦しみを味わってきているのに」。臨床においては、その点こそが問題なのでは？　と思った私は、客観的で冷たい存在なのだろうか。苦しまず、悲しまずに、先へ進むしかないのでは？　家族は死を受け入れることで、喪失や苦しみを乗り越えられるのである。医者としての私の役目は、いずれ時が来れば悲しみと受容が訪れるように、死を明確に伝えることではないのだろうか？

医学対法律

死の判断を下すことは間違いなく私の専門領域であり、医者やその他の有資格の医療従事者も、死が生じた際にその判断を下す役目を任せられる存在だと、私は思っている（もちろん、誰もがこの判断を下せる明白なケースもある。首や体の切断、腐敗、黒焦げなどは、どれも気分がいいものではないが、死が不可逆的に起きたと判断するのは難しくない）。

一方で、自ら下した死の判断の正当性を、医師が裁判で主張させられる例はよくある。そういった訴訟の多くは注目を集め、やがて制定される各国の健康政策のケーススタディになる。

これ以外にも、脳死の基準に合致していなかったにもかかわらず、医者たちが酷くて目的がないと見て取り、生命維持装置を停止させようとしたなどといったケースも、法的な異議申し立てが行われてきた。

そのうえ近年では、安楽死を支持するグループと支持しないグループが最高裁判所で争っているため、医療幇助《ほうじょ》死に関する世界中の法律と政策はバラバラのパッチワーク状態となっている。

だが、最も驚かされるのは、脳死の診断について法廷があとから批判するケースと言えるかもしれない。アンドリュー・ベイカーが細かく説明してくれたが、世界中の医療基準には、意識の不可逆的喪失が間違いなく生じたことを立証する、ほぼ完璧な手順があるという。それならば、医者が下した脳死の判断を家族が疑問視して、注目度の高い訴訟をカナダの法廷に起こしたのはどういう理由からだったのか？　答えは痛々しいほど明白だった。家族は意識が戻らないという判断に抗議していたのではなく、そもそも意識を持つという能力に重きが置かれる点に異議を唱えていたのである。つまりは人格性を巡る争いだったのだ。

二〇一七年九月、トロントに住む二組の家族が、脳死宣告を行った二軒の病院――ブランプトン市民病院とハンバーリバー病院――の医師に対して異議を唱えて、オンタリオ州上級裁判所に申請書を提出した。どちらの家族も初期の下級審では勝利を収めて、患者を生命維持装置につなげたままにするよう病院に命じる、裁判所の履行命令を得た。

患者の一人はタキシャ・マッキティで、薬物の過剰摂取ののちに脳死を宣告された、二七歳でキリスト教徒のカナダ人女性である。もう一人はシャローム・オウアノーノーという二五歳の正統派ユダヤ教徒の男性で、重度の喘息発作後に、医師によって脳死と宣告された。どちらのケースでも、自分たちの信じる宗教の解釈と一致する死を定義する権利は家族が持っているという主張がされた。それぞれの家族によると、生と死の最期の一線が引かれるのは心拍の停止のみであり、最期の一拍のタイミングを定めるのは神様とのことだった。

マッキティの件をカナダの雑誌に掲載するため、トロント・ピアソン国際空港からほど近いオンタリオ州上級裁判所まで、私は記者証を持って取材に訪れた。法廷に足を踏み入れたのは――スピード違反切符の件で争った（そして負けた）ときを除くと――これが初めてだった。マッキティの家族と弁護士が一方の側に、医者と弁護士チームがもう一方の側にいた。マッキティの家族が黒人で、医者が白人というその光景は、すでに明白だった分断の構図をまざまざと見せつけていた。私はどちらの側に座るべきか逡巡《しゅんじゅん》した。自分の中にあるジャーナリズム精神は偏見を避けるよう促し、一方で専門知識を抱えた頭脳は医者の側に就くよう強いていた。私は結局、医者側の後方の席に腰を下ろした。

長時間にわたって双方の証言に耳を傾けた。医者側の主張は明瞭――確立されている脳死の基準に、マッキティは合致していた。家族側も同様に明瞭――マッキティの心臓が動いている限りは、神の目には彼女は生きていた。入院中のこの若い女性患者の映像がプロジェクターによって法廷内で再生される場面があり、マッキティの指がピクピク動く映像が流れると、法廷内では誰もが我が意を得たりというようにうなずいた。医者側が脳とは無関係の脊髄反射の証拠を目にしたというように受け止めていた一方で、家族側はその動きを生きているしるし、いや希望を持つ理由として受け取っているようだった。その瞬間、法廷がこの議論には向いていないことが、私にははっきりわかった。

退廷の時間になると、私は弁護士と言葉を交わせればと思い、通路に残った。すると、私のほうに向かって歩いてくるマッキティの母親の姿が見えた。彼女の顔に浮かんだ明らかな苦しみには胸を打たれた。そこには悲しみ以上のもの、怒り以上のものが見て取れた。むなしさがあり、彼女もわが子がもうこの世にいないとわかっているのだと感じられた。彼女に声をかけて話を聞きたいとは思ったが、さすがにその行動は取れなかった。背を向けた私の横を、彼女は通り過ぎていった。私は気分が滅入った。家族を含めて、あの法廷にいた誰もが、マッキティが死んでいるとわかっているのなら、この場で私たちは一体何をしているのだろうか?


マッキティやエスタブルのように法的な異議申し立てが行われたケースは、カナダに限ったものではない。アメリカやイギリス、その他の国々でも行われているが、一部の法廷闘争については評判は芳しくない。アメリカでは二〇一三年に、扁桃摘出術の失敗後に脳死と宣告された一三歳のジャヒ・マクマスの例があった。ジャヒの遺族は、今回のようなケースにおける保護法があることが法曹界で知られているニュージャージー州まで、わが子の遺体を運ぶ費用を集めることに成功した。宗教団体がこの動きを称賛したのに対して、医療専門家らは遺体への冒涜《ぼうとく》と見て取った。

法律でさえ、ほとんど例外なく死の定義に関してはほぼ沈黙を貫いており、死を定義する争いが法廷に持ち込まれると、判事は大いに嫌悪感を表してきた。だが、だからこそ、こういったケースは裁判に持ち込まれ続けている。医者と家族が裁判に訴え出ても、判事がよりどころとするのは異様なまでの先延ばし、曖昧な裁定、そしてそもそも医者が死について話すときに用いる訳のわからない言葉よりもさらにひどい、意味不明な法律用語なのだから。

上級裁判所による裁定を仮定した噂話は、医療専門家の間に毎度パニックを引き起こしている。私たち医者は何もできなくなるとか、信仰上の権利や個人の自由の名の下に、人格性も希望も存在しない〝細胞の袋〟の世話を強いられることになるなどと、恐怖がかき立てられるのだ。政治家は陳情され、医者は〝人工呼吸器農場〟——一人あたり年間に一〇〇万ドルほどの費用がかけられて、栄養分や水分が与えられる死体の集まり——という恐ろしげなイメージを描いて、このような裁定がもたらしうる結果に、冷酷な経済的一面を示そうとする。宗教団体は宗教団体で、医者のことを若者から臓器を奪って老人は皆殺しにする、神を気取ったマッドサイエンティストに仕立て上げていく。

マッキティの訴訟では、専門家は以下のことを法廷が判断した場合に混乱が出来《しゅったい》する事態を恐れていた。医者や看護師が無益だと判断したあとでも、家族は治療の継続を命じることができることや、個々人が自分たちなりの死の基準を定められるということである。

判例においてはしばしば、選挙で選ばれた国会議員が社会規範に基づいた法律を制定する必要性が触れられるが、政界にこのような議員は現れていない。こういった闘争がどのように終わるのかは、誰にもわからないことである。ただ、家族と医者が法廷で争っても、勝者がいないのは明らかだ。

白髪の学者のアーサー・カプランは——質問には質問で返すことを好む人物である——この話題に興味をそそられたようだった。だが、ニューヨーク大学ランゴン医療センターの教授で、世界でも有数の生命倫理学者である彼は、回復の望みがまったくない患者を生命維持装置につなぎ続けたがる家族に対しては、好意的ではなかった。

「仏教の考えでは先祖が帰ってくるまで〔お盆に〕三日間待つ必要があるとのことだが、国の言い分はそういうものではない」と、カプランは電話越しに説明してくれた。現代社会は科学を支持する立場に立たねばならないというのが、彼の主張の要点である。それに加えて言ったのが、福音主義のキリスト教徒は奇跡と復活を信じているものの、医療基準を適用する医者や看護師に対しては、そういった考えは押しつけていないとのことだ。テクノロジーによって医学は進歩したが、国はそのことを考慮に入れる必要があるという。

カプランによると、アメリカの五つの州では、家族が理念的に脳死に賛成できない場合には便宜を図る法律があるといい、それにより死を宣告された身内の埋葬義務を回避しようと、家族が遺体を州外へ運び出す事態が生じている。それらの州では、細部に違いはあるものの、家族にはセカンドオピニオンを得る権利があるとしている。診断結果が正しいと確認された場合でも、家族の考えは受け入れられる可能性はあるが、だからといってそれは「州が費用を負担するという意味ではない」と、カプランは言う。「このことは病院側が次のように伝えるぐらいシンプルな話かもしれない――『結構です。あなた方は看護師も救急車も自分たちで手配して、どこでも好きなところへ運び出して構いませんが、遺体をここに置いておくことはできません』と」。支払いができない家族は、通常であれば機械のスイッチを切る日時を知らせる手紙を送ってくる病院の好意も受けられないという。

ニュージャージー州の法律は最も緩く、期限を切ることなく脳死の人の面倒を見る唯一の州である。それゆえにジャヒ・マクマスは、カリフォルニア州の病院から同地まで運ばれた。医者と家族が和解できない状態になった場合に、哲学的論争の代わりに法的手段が用いられた理由が、カプランにはよくわかるという。私たちの話は、脳死に反対する弁護士が行った主張や、そういった主張がアメリカでは通用しない場合が多いことにまで及んだ。

オンタリオ州の一部の訴訟では、権利と自由に関するカナダ憲章で保証されている身体障害への便宜により、政府は現在行われている人工補助装置分の医療費を支払うべきという主張がなされていることを、カプランに話した（マッキティの訴訟では、この主張は通らなかった。マッキティが死亡していることから、彼女は同憲章の保護下にはないと、判事が裁定したためである）。「カナダは状況が異なる。人権の枠組み（フレームワーク）は、ここアメリカではまったく動きがない」と、カプランは口にした。

私は本書を世界中の比較生命倫理に関する論文にする気はまったくなかったが、それでもセカンドオピニオンは欲しいと思い、ケリー・ボウマンに連絡を取った。カナダ人特有の考え方を持つ、トロント大学の生命倫理学者である。

「生と死の間の境界線は、社会的・文化的に決まるものであり、常に変化している。このことは哲学的論争になっている」と、ボウマンは話し始めた。

「デカルトは『我思う、故に我あり』と述べた」。ボウマンはそう言うと、マッキティ裁判で証言した脳死専門家のアンドリュー・ベイカーが人格性と表現した、医学的観点を説明してくれた。「これの反対は『我思わず、故に我なし』になるだろう」とのことだったが、その考えは多くの宗教では共感を呼ばないかもしれないと付け足した。

私は、政府が医療費を支払うべきという責任問題へ話を進めようとした。費用の面を持ち出すことには、やましさを覚えた。私が話を聞いた人は誰もがその部分を避けていたが、このときの私は正面から取り上げた。

「声を大にして言いたいとは思っていないが、そういう人たちは誰もが人工呼吸器頼りとなり、そうなると非常に高額な費用と医療資源が絡んでくるため、共同責任となるだろう」と、ボウマンは答えた。ベイカーの話では、ＩＣＵベッド一つの管理費用は年間で約一五〇万ドルになるということだった。「全体としてとらえる必要がある。話し合いが関わってくるから」と、ボウマンが続けて言った。〝人工呼吸器農場〟――栄養チューブ、透析装置、静注薬物、人工呼吸器によって、死者を人為的に支える専門病院——の費用についても話したが、そのような状態で生き続けることを実際に選ぶ人はほとんどいないので、この農場のような状況は起こりそうもない点については、意見が一致した。

このことからボウマンは、病院の現場ではこれ以上は平和的に解決できないため、裁判所はこの論争にとって完璧ではないながらも、適した場所だと考えている。「裁判所は私たちになんらかの方向性を示すべきだと思う。私たちは明快なものを必要としているのだから」。私は弁護士ではないが、こういった訴訟の裁定には十分に目を通しており、裁判所に頼るのは骨折り損だとわかっていた。法律は曖昧すぎて、これほどまで混乱した問題に適用するのは無理なのだ。新たな法律ができるのをじっと待つのも、同じく望み薄に思われた。ニュージャージー州の場合は、命を尊重した法律の改正を強く求めたのは宗教的狂信者で、医師会とは真っ向から対立した。ほかの土地の政治家たちは腰が引けてこのような論争には首を突っ込まなかったが、この件が裁判所へ移されると、より明快な法律を作成することで社会的価値を明確にさせるべく、裁判所はこの件を政治の場へと再び戻したのである。

ところでボウマンは、病院の現場で議論を行う、この論争の双方の当事者たちに同情している。「権力争いは避ける必要がある。できる限り敬意を示して、脳死の実態を説明しなければならない。『この死生観は受け入れられない』と言う人がいたら、その人に話しかけ、耳を傾ける必要があるのだ」

マッキティが医者に脳死を宣告されてから一五カ月後、そして裁判所で母親の顔に浮かんだ悲しみの受容を目にしてから一年以上が過ぎたのち、私は暗号化されたテキストメッセージをある筋から受け取った。

〝彼女が亡くなった〟

六月に判事が医者に有利な判決を下したのちに――この訴訟を審理した七カ月後に――裁定に対する上訴が行われた結果、医者たちはマッキティの臓器を機能させ続けるべく、機械をつながないでエネルギー源の投与を継続せざるを得なくなった。それがついに、上訴の検討が行われている間に、マッキティの心臓は動くのを自ら止めたのである。

私は急いで編集者に電話をかけた。

「マッキティが亡くなりました」と伝えた。

「彼女は一五カ月前に亡くなっていますが」と、編集者は答えた。

「そうですが、これで彼女はデッド・デッドになったんです」

医学対宗教

私の連絡を受けたマーク・ハンデルマンが、会話が記録されることに同意してくれたのには驚かされた。何しろ彼は医療関係の法律を専門とする弁護士の一人で、二〇一七年にはタキシャ・マッキティとシャローム・オウアノーノーの家族の代理人として病院側を訴えて、関係者の能力や同情心を問題視していたのだから。

医療関係の弁護士であるハンデルマンは倫理学の修士号を持っており、死のジレンマに関係する当事者双方の代理人を務めている。彼は私の立場を承知のうえで話をしてくれて、私の考えを変えようとはせず、むしろオウアノーノー家の心情を理解させようとした。正統派ユダヤ教の信仰を篤く持っていて、シャロームが喘息発作に見舞われたのちに脳死と宣告した病院側を訴えている彼らのことを。

「ユダヤ人としての生き方があるように、ユダヤ人としての死に方がある」と、著書『ユダヤ人の死と追悼の方法（The Jewish Way in Death and Mourning）』に記したのはラビ〔ユダヤ教の指導者〕のモーリス・ラムだ。ユダヤ教の律法集『タルムード』には、崩壊した建物の中から生存者を探すという文脈において死の認識に関する記述がある。瓦礫《がれき》の中を掘り進める救助者が見つけるべきは「その鼻に命の息と霊があるすべての者」だけと結論づけていて、これは生を呼吸がある状態として定義しているようだ。その意味では、呼吸の不可逆的停止は死を示すが、人工呼吸器につながれた患者は口に通された管を通して呼吸しており、鼻はそこから除かれている。

ところが、別のラビの考え方では、死が生じたとするには、体内の動きは心臓を含めてすべて止まっていなければならないという。「生命のあらゆる瞬間には無限の価値があるため、心臓機能の不可逆的停止が起きなければ死んだことにはならないと信じている正統派ユダヤ教徒もいます」と、ハンデルマンはオウアノーノー家が信じている信仰について語った。『タルムード』では呼吸だけを問題にしているようだが、正統派ユダヤ教徒は、呼吸がないのは心拍がないことを示しているにすぎず、心臓そのものの静止状態こそ死を定義すると信じているのだ。

「正統派ユダヤ教徒全員が、そのような考え方をしているわけではありません」。ハンデルマンはそう明かすと、正統派ユダヤ教徒がユダヤ教の聖句の解釈について助言を求める際はラビに頼るといい、そのラビが最終的な発言権を持っていると説明してくれた。「多くのラビがそのように解釈しています。広く行き渡っていて、歴史に基づいた解釈なのです。一時的に定めたものではなく、何世紀もの歴史があります」

それでも、一つの宗教が二つの死の定義——脳死を認める定義と認めない定義——を持ち得るのは奇妙に思われた。しかもイスラエルでは、宗教法と世俗法が互いに影響し合うようになった結果、この図式はさらに複雑になった。イスラエルにおいて二〇〇五年に制定された末期患者法は、人工呼吸器のスイッチを切ることを認めていない。そのような行為は安楽死とみなされ、ユダヤ人の社会的価値と矛盾するからだ。その一方で、長期にわたって人工呼吸器を使い続けることは人間の苦しみの一因になりかねず、これも同じくユダヤ人の社会的価値に反しているのである。

テクノロジーに関する現状を宗教的価値観に組み込めていないとして、この法律が批判されると、意味論的とは言えずとも創造的とは言える解決策が提案された。ユダヤ教の文献は生命維持装置を「最初から使わない」ことと「途中で取りやめる」ことの間に区別を設けて、神の手に委ねるべきである死という自然のプロセスにおける不干渉を認めている。そこで考え出されたのが、人工呼吸器が稼働し続けるには、人工呼吸器タイマーを意図的にリセットしなければならないというものだ。このタイマーが切れるまで放置されると、人工呼吸器は止まるのである。ユダヤの宗教法はこの不作為に対して、結果主義の面から対処することはない。そのためこの法に対する解決策が提案され、人工呼吸器を「最初から使わない」ことは認めて、「途中で取りやめる」ことは認められないというのである。

人の死に方を定義することや法律を制定することには多くの国が頭を悩ませているが、ハンデルマンは信教の自由という個々人の権利は擁護している。「私個人としては生命維持装置につながれたいとは思っていませんが、それでも本人によるこの件の解釈に対する［オウアノーノーの］権利は擁護します。彼の解釈は医学的な恩恵ではなく、彼個人の宗教的信念に基づいているのですから」

だが、法律に明記されている曖昧な信教の自由によって保護された、自分なりの死の定義を個々人が解釈するのを、社会は本当に認めることができるのだろうか？ そのような社会が行き着く先とはどのようなところなのだろう？

宗教が死のジレンマの方程式の一部であるとはわかっていたし、世の中のすべての人に死に方を思い出させたいと考えている歴史家のスティーヴン・ベリーからも、トールキンの『シルマリルの物語』に出てくるエルフや人間たちへの言及とともに、その点を再認識させられた。それまでの私は、宗教に関する件に手を出すことを先延ばしにしていたように思う。同性愛者だと公言しても、キリスト教の育て方には苦しんできたからだ。

私は長老派教会の家で育った。日曜日には家族揃って教会へ行き、金曜日の夜には聖書研究会に出席し、土曜日の朝には教会堂でバスケットボールに興じた。その際にゴールネットにしたのは、コートの両端のテーブル上に置いたゴミ箱だった。おまけに私は短い間ではあったが聖歌隊員だった。もっともそのことから、私になんらかの歌唱能力があるなどとは思わないでほしいが。

電気技師だった父親は、四〇代で大学に復学して神学の修士号を得ると、その後すぐに教会の牧師になった。政府関係の仕事をしていた母親は、組織の再編などが続いた影響で早期退職を余儀なくされたが、インドネシアに学校を建設するというキリスト教の慈善団体の理事長が自分の天職だと気づいた。つまり、両親はどちらも熱心な信者だったのだ。

自分がクィアであると気づくのが遅かったのは、信心深い両親による育て方のせいだと、私は思っている。公表後の私は教会から離れたが、大人になる頃には自分が世俗的だとすでに強く感じていたし、やがて医療の分野にキャリアを求めたことで、〝大いなる力〟に対する信仰からはさらに遠ざかった。ただそれでも、患者家族が病気や死を必死に理解しようとするたびに、ＥＲやＩＣＵには宗教が幾度となく顔を出すものなのである。

スティーヴン・ベリーが影響を受けた、人が死ぬ運命にあることは神からの贈り物だという『シルマリルの物語』に出てくる考えによって、私も宗教が死についての考え方に及ぼす影響を掘り下げようという思いに駆られた。私がジャーナリストとして安楽死と脳死を取材した際は、聖職者やラビに話を聞いた。カナダの法廷ではどちらの話題もたびたび出てくるため、フリーランスの人間でも新聞やラジオで解説者を務めたり裁判の概要を担当したりと、つかの間の流行の波に乗れるのである。

だが今の私は、本書を世の中の宗教による終末期感の比較分析とせず、ちょっとした発言などを引用していたかつての取材とは違って、信仰心がＩＣＵにおける死にまつわる意思決定へ及ぼす影響を深く探る必要があった。私が特に興味を持ったのが、社会が宗教色の薄い世俗主義へと移行したことが、とりわけ患者家族にとっての死の経験に大きな影響をもたらした点である。何しろＩＣＵにいる私の患者たちは、調査が行われたウィスコンシン州ラ・クロスの人々とは異なり、自分の希望を伝えられないのだから。同様に、患者家族も終末期のことは深く考えられないのが普通である。ＩＣＵ入りとなる人はほとんどが、まったく思いがけなくそのような立場になるからだ。

そこで私が連絡を取ったのが、テキサス州ウェイコのベイラー大学で教授を務めるキャンディ・キャンである。博士号を得てハーバード大学を卒業した彼女は、デジタル世界における死に方に関する著書を三冊書き上げて、現在は死者の悼み方を調べている。私がＩＣＵで急を要する質問を患者家族に投げかけると、彼らの多くが終末期の決断を下すのに苦労するが、彼女ならその理由を教えてくれるのではと思ったのだ。

病院とは、患者を救い家族を支えるために存在するものだという、私の中にある根強い前提を考え直すよう促すことから、キャンディは話を始めた。

「医療文化そのものが一つの文化であることを、人々は理解していません」と、キャンディは語った。「病院を訪れた人はどういうわけか医療文化に圧倒されて、面会規則だとか、家族は誰で、どこまでが子どもで、どこからが大人かという病院の決まり事を忠実に守るのです。そのように押しつけられるおかしな文化的価値観は山ほどあります」

確かに彼女の言う通りなのだが、私は病院のそういった規則を文化と思ったことが一度もなく、単に病院の方針ととらえていた。キャンディが面会規則を例に説明した。看護師のシフト交代の際に――通常は午前七時と午後七時――家族が患者に面会できないのは、患者とはまったく関係のないことであり、臨床ワークフローのせいだという。

病院のチャペルと牧師も、病院における宗教の官僚組織化の典型的な例だと、彼女は指摘した。「病院の牧師は様々な宗教の牧師として業務を行っていて、そのことで宗教的信仰の標準化を生み出しています」と説明を続ける。これは言い換えるなら、病院という組織構造による宗教儀式の世俗化だ。「病院にやって来る人たちは、そういった規範を疑問視することさえ思いつかず、守るだけなのです。私には理解できません」

スティーヴン・ベリーと同様に、キャンディもホスピスモデルを信頼している。「ホスピスは人々の気持ちを楽にさせることを目指しています。病院もそうすべきです」

病院による患者とその家族の扱い方には大きな誤りが見て取れると、彼女が続けて指摘した。「私たちが大切に思っている宗教文化やその他の文化よりも、医療文化のほうが重視されていますが、これは一体どうしてなのでしょう?」と大げさな口調で尋ねてきた。

死をより良く定義し直すという私の試みは医療文化には資するかもしれないが、本来の目的である死のジレンマの解決には至らないだろうと、キャンディは主張した。彼女によれば死の定義は万国共通ではなく、現代医学には確固たる死の定義はあるものの、その内容はかなり専門的なうえに高額な検査を含んでいて、多くの点で人に負担を強いているという。

キャンディが研究対象としてきたのは、南米におけるカトリック、中国における儒教、それとよりわけ死に関するプロテスタントの考え方である。このときの彼女との会話で私にはっきり理解できたのが、すべての宗教を同一視はできないということだ。キリスト教においてでさえ、プロテスタントとカトリックでは死のとらえ方が異なっている。しかもカトリックの教義内でも、様々な原典の解釈がいくつも存在しているのだ。ユダヤ教についても同じことが言えるし、イスラム教も同様である。キャンディとの数分間の電話を終えると、死や死ぬことに関する様々な宗教的見解について本を一冊書けるように感じたが、死のジレンマに取り組む私の試みに、これ以上先はないようにも思えた。

キャンディも、私が専門家に行ったインタビューの際に繰り返し登場したテーマを持ち出した。人が亡くなる最期の日々にかけられる、過度の医療費についてである。

「私は自分の財産が消えてなくなるのは望みません」と、彼女は言い切った。だがその状況こそ、私のような医者が治療法を次々と提案したり、衰えつつある臓器を助けるために機械を次々と病室へ追加したりするときに生じていることである。

キャンディもスティーヴンと同じく、患者だけでなく医者を教育することにこの問題に対する答えがあると考えている。システムにある空白は宗教指導者が埋められるものだが、医者は死のプロセスの打開を試みつつ、そのプロセスの正常化が可能なガイダンスを終末期に行うのである。

この件を切迫感を持って語るキャンディの口調には憤りのようなものが感じられた。

新型コロナが発生したとき、彼女はこれで死との接し方に関する話題が、とりわけマスコミで増えると思ったというが、そうはならなかった。「コロナの件を追い始めたときに私がまずしたのは、遺言書を書き換えて、相続人をはっきりさせることでした。ほとんどの人がそうしていなくて、私は驚いています。どうしても理解できません。死との接し方に関するニュースが少ないことにショックを受けているのです」

キャンディなら死のジレンマにどう向き合うかと尋ねたところ、彼女の答えは示唆に富んでいた。「家族のことを本当に愛していると思っているなら、あらゆる準備を自分で前もってするべきです。遺される家族にその作業をさせてはいけません。自分が事前に準備することは贈り物なのです。つらいときにつらい作業を家族に強いるという事態を防いでいるのですから」

キャンディは特に言及しなかったが、これはウィスコンシン州での調査と同じ意味合いを持っていた。ただ、文化的な変革が必要であると、彼女は明言した。つまりは、人は誰もが死ぬという厳然たる事実に対して、愛する人たちのために事前に準備しておくのは義務であり、個々人がその責任を負っているのだと。

キャンディは大学教授の立場から話していたが、実体験からも自らの考えを語ってくれた。母親がガン性腫瘍により脳出血したときも、キャンディは心づもりができていたという。「そのときのことについては事前に話し合っていました。嫌なものでしたが、公正証書遺言を手配したのです。母は頭が明晰《めいせき》とは言えない状態にまでなっていたので、母が望んでいたとおりの内容で私が作成や手続きを行いました」

それでも、事は簡単には進まなかったという。キャンディの弟は、人工呼吸器のスイッチを切る心の準備ができていなかったのだ。「気にすることはないわ。あなたの責任じゃないんだから」と、彼女は声をかけたという。このときの弟さんの考え方はどのようなものだったのでしょうかと尋ねると、人は自己中心的ですと、彼女は答えた。罪悪感、嘆き、悲しみを感じて、どれも心で処理するには時間がかかってしまうからと。ただキャンディの場合は、細かいことは事前に母親と対処していた。「こうするように母さんが言っていたの。だから、これが母さんの望みなのよ」と、彼女は弟に告げることができたのである。

心の準備ができるまで、数時間かかってもいいと、弟には伝えたという。「人工呼吸器が外されると、母はまもなく亡くなりました。やはり、つらかったです。彼女の望みを守ったのが自分だけのように感じましたから」。キャンディが母親の立場を守っていなかったら、母親に残された時間はどのようなものになっていただろうかと、私は思わずにはいられなかった。

ICUで出会う家族たちから、今は神様からのお告げを待っているところだと私はよく言われるが、彼らに対して自分にできることには何があるのか、キャンディの考えを訊いてみた。

「私が住んでいるのはバイブルベルト（アメリカ南部でキリスト教の保守派が優勢な地域）の中心地、それもど真ん中なんです」と、彼女が言う。「人々の間には『神様が面倒を見てくださる』と考える傾向があって、私も『福音書』を心のよりどころとしています」。これには驚いたが、続いてキャンディは、悪魔がキリストに対して高所から飛び降りるようけしかける、『新約聖書』の話をしてくれた。もし神が存在するなら、飛び降りてもキリストは間違いなく助かるだろうと悪魔が言うのだ。だがキリストは、悪魔の挑発には乗らなかった。神様からすでに与えられた道具は、自分が生き続けるために使うと答えたのである。

この話の逆パターンは笑い話として知られている。洪水に見舞われて、自宅の屋根の上に逃れた男の話だ。その男を救い出そうとボートがやって来て、続いて救助ヘリも駆けつけたが、男は救援の申し出を断るのである。「神様がお助けくださるから」と言って。だが結局、男は溺れ死んでしまい、気づいたときには天国の門にいた。そこで男は神様に尋ねた。「なぜ私を助けてくれなかったんですか?」と。すると神様はこう答えた。「ボートとヘリコプターを送ったではないか!」

おそらくＩＣＵでは、私にも似たような対応ができるのではと、キャンディは提案した。病室に機械が増えるのは、神様がお告げを送っているのかもしれない。医者が予後不良の話を持ち出すのは、神様がお告げを送っているのかもしれない、などと話せばいいと。「キリストは『どうなるか見てみよう』と言って、崖から飛び降りはしなかったのですから、と」

医学対医学

私が学んだカナダ・オンタリオ州のマックマスター大学は、根拠（証拠）に基づく医療《エビデンス・ベースド・メディスン》（ＥＢＭ）の父と言われる故デヴィッド・サケットの母校でもある。マック（同大学の愛称）が学生たちに教えるのは、科学論文を熟知している分析的な脳のほうが、直感と（私がマックで学んだ八年間で出くわした用語で最も軽蔑的と思われる）生物学的妥当性をよりどころとする脳よりも、臨床経過の判断に優れているということだ。

マックでは、無作為に抽出された臨床試験や、さらには複数の試験結果を一つにまとめた算定数値である臨床試験のシステマティック（系統的）レビューに基づいて、判断が下された。これらのメタ分析が私の治療計画を手助けしてくれると教わったが、私の理解力は予備的な存在にすぎないとも言われた。証拠がまったくない場合や不十分な場合には、治療を控えたり、少なくとも出費を減らしたりするほうに、意識が向くことが多かった。

私がフェローシップでスタンフォード大学を訪れたときは、「アメリカで最も費用のかかる病院」で働くことになっていた（この言い回しはほかのフェローたちが考え出したものだが、スタンフォードは実際には最も費用のかかるところではなく、そのように感じられるだけである）。最初は私も大いに失望した。臨床試験はそれほど意味があるようには思えず、それに証拠が不十分という状況は、病気を完治させる可能性があるものはどんなものでも——コストを気にせずに——試せることを意味していたからだ。

そんな私にも、別の面が見えるようになってきた。スタンフォードにはアメリカでも重篤な患者が集まるが、患者の症例が特殊であるために、歴史に残るような多くの臨床試験でもほとんど取り上げられない。そのような特殊な患者にとっての有益な結果は、科学者が慎重に行う臨床試験では、ほかの一万人の患者の中に埋もれかねないと、スタンフォードの担当医たちが気づかせてくれた。目の前にいる患者をないがしろにしないこと、デジタルのデータに埋もれた数字ではなく、病床を囲むモニター画面上の生理学的データを使うこと、費用を気にせずに個別に判断を下すことを、私は何度となく再認識させられたのである。

例えば譫妄《せんもう》はＩＣＵでは大きな問題で、患者は幻覚を見るし、管をいじるし、空《くう》に向かって叫ぶ。対応するのは厄介なうえ、見ていても不安にさせられる。厳しい制約が課されたどの研究で投薬を行っても、患者がＩＣＵで過ごす時間はほとんど減らないため、マックでは薬の使用は控えめだ。ところがスタンフォードでは、質の高い証拠が十分にないことから、譫妄をほんのわずかでも軽減しそうな可能性がある、あらゆる種類の薬理学的カクテルを試す許可が与えられた。優秀な精神科医なら、様々な神経受容体の阻害や上方制御をする薬を六つほどリストアップするだろう。これらの治療法の組み合わせは、担当する精神科医によって変化する。

例えば八四歳の譫妄患者に対して、精神科がＩＣＵチームに推薦した治療内容は以下のものだった。

ドーパミン作動性効果のため、クエチアピンの使用は中止し、その他の抗精神病薬も避けること。ヒドロキシジンの使用を推薦するが、その鎮静作用は興奮に対して有効である。

これが翌日にはこう変わった。

抗コリン作動薬は年配者に異常興奮を引き起こす恐れがあるため、ヒドロキシジンの使用は中止すること。代わりに、クエチアピンやハロペリドールなどの抗精神病薬の使用を勧める。

そして、私がマックで教わった、米国集中治療医学会による興奮に関するガイドラインは以下の通りだ。

本パネルが推奨するのは、ＩＣＵにおける譫妄状態の修正可能因子削減のため、非薬理学的多成分介入を行うことである。抗精神病薬を含む投薬は、譫妄状態の予防または治療の一般的な手法としては推奨しない。

こういった文体上の違いと、スタンフォードでよく見られる、その他の多くの様式上の違いを医学文献で調べて調整する役を、私が担ったのである。

この異なる双方の考え方を両立させるのはとても無理だと思い、私は何カ月もの間スタンフォードのやり方にあらがった。だがしばらくすると、両方の手法は同時に行えることがわかってきた。目の前にいる患者の様態に基づいた本能的直感は、最善策を決める際に文献の詳細を綿密に調べるというクロスチェックが可能であり、毎回ではないものの往々にして、その内容は臨床試験やメタ分析と一致するのである。

すぐに私はスタンフォードの担当医の推薦方法を試すことにし、その一部を自分の手法に組み込む一方で、いくつかについては手を出さなかった。そういった――不合理ではないまでも――未承認の治療法を試したら、カナダでは笑われるとわかっていたからだ。

ただ、スタンフォードとマックにおける最大の違いのうち、ある一点は両立させることができなかった。命や精神が日を追うごとに消えかけていくような状態なのに、病室に次々と機械を送り込むスタンフォードの姿勢である（もちろんマックでも、可能性のある患者にはあらゆる手を尽くすが）。

私は医療費に対する関心が低かったため、質問攻めにしてくる薬剤師や目を光らせている会計士に煩わされることなく、非常に高価な薬を処方することに興奮していたが、一部の医療技術を自由に行えることにはまったく慣れなかった。頭蓋骨の大部分を取り除く減圧開頭術、人工呼吸器が呼吸を供給できるように、喉仏に近い喉の前面を切り開いて管を通す気管切開術、それに肺や心臓が通常どおり働けない場合に、血液を吸い上げて酸素化し、ポンプで送り戻せるように静脈と動脈に大きな管を挿入するＥＣＭＯなどだ。

これらの医療技術はすべてカナダでも行えるが、誰がその手法を受けるべきかということに関しては、相当慎重に選んでいる――というよりも、この選択については慎重すぎる面もあるかもしれない。ただ、とりあえずやってみるというスタンフォードの前向きな姿勢に対しては、それほど不快感は覚えなかった。確かにこのアメリカのやり方は、全国民に対して優れた治療を提供しようとさえしていないのに対して、カナダ側の理念は公平な治療を万人に提供するという考えと強く結びついている（その理想の達成には遠く及んでいないが）。それでもスタンフォードでは、私は〝自由に立ち振る舞う〟特権を得られた。カナダでは貴重な医療資源を扱うことを任されて常にプレッシャーにさらされたが、アメリカではそこから解放された爽快感があったのだ。医療関係の武器庫にあるあらゆる道具の使用を認められて、銃を撃ちまくりながら突入していくような解放感があったのである。

だが、私が本当に悩んだのは、テクノロジーが自分たちの望んだ結果をもたらさなかったと明らかになったと思われても下される、〝続行する〟という判断だった。そう感じたのは私だけではなかった。カナダであれアメリカであれ（それに関して言えば、私が経験した世界中のＩＣＵで）、共通するのが医者たちの二陣営間の緊張状態である。一方は無駄を見て取り、患者の気持ちを楽にさせることに専念することを望み、もう一方は楽観的な観点から回復を示す生化学的変化を調べ、勝利に至る狭い道を見つけられると考えて、続行することを望むのだ。

この両陣営はいつもやり合っていて、電話でのやり取りは緊迫し、病院の通路での会話はせわしないという、私が身を置いた状況で最も政治的に緊張したものの一つである。緩和ケア医は外科患者について相談するのが禁じられているとか、ほかの医者が同席しなければ集中治療専門医は終末期医療について話し合えないという病院も存在する――世界最高を謳うような病院でも、と付け加えておこう。こういった争い事はよく知られたものだが、私たちはそれについてめったに話題にしない。私が緩和ケアのコンサルタントに何度となく提案しても、同情気味にこう言われるだけだった。「それはX先生の患者なので、余計なことは考えないほうがいいですよ!」

この件は大いに議論を巻き起こすものなので、患者の治療法はないという断言に対する反感の強さを示すような、当事者の証言を見つけるのは容易ではない。だからこそ私は、先に長期療養病院の問題点を教えてくれたジェシカ・ジッターと知り合ったときに安堵したのだ。

ジッターはカリフォルニア州オークランドにおいて、緩和ケア医と集中治療専門医を兼務している。「二つの世界を股にかけています」と、本人は表現した。著書の『非常手段(Extreme Measures)』は、ICU医として死のジレンマに苦しんだ自らの経験を細かく綴った告白の書とも言える内容で、結果的に緩和ケア医にもなった経緯が記されている。

生命維持装置を途中で外すという考えに否定的な医師たち――主に外科医――を相手に、死のジレンマとどう向き合っているのかと、ジッターに尋ねた。「大変ですよね」と、彼女は同情を示すように答えた。「外科医のこと、その力学のことは、私もわかっています」

自分の専門分野にジッターが入り込んできたと感じるや、縄張り意識を強める外科医たちのことを、彼女は嘆いた。「患者は誰のものなのでしょう? 外科医は私たちのことをいつだって患者から遠ざけます。看護師が緩和ケア医に患者を診るよう頼んだと知るや、外科医は腹を立てて、患者を所有する権利は自分たちにあるかのように振る舞うのです。おかしな話です。でも、『緩和ケアのコンサルタントは役に立つと思います』と、若い研修医から〔外科医に対して〕声をかけるように私がお願いするのはたやすいことではありません。権威に立ち向かうのはとても大変なこと――自分のキャリアで最も難しく、ストレスがたまることの一つです。それでも、そういうことをすると一〇回に一回は、彼らの考えを変えられるかもしれないので」

ジッターの考えでは、私のような研修医からは解決策は出てきようがないという。私たちには手段もなくて、あまりに弱いからと。「自分とは考え方が異なる人を相手に、自らの主義を主張するように言うのは簡単ですが、研修医にそうするよう頼むのは公平とは言えません。私でさえ、もう二〇年も担当医をしているのに、そうするのは大変だと感じています」

一般的なヒューマニズムの原則を重んじる気風は上層部からもたらされなければならないというのが、彼女の考えだ。「緩和ケアを高く評価することや、各外科医はゴールコンコーダントケア〔患者の目標と一致したケアのこと〕を実践する必要があることは、医務部長が明確に表す必要があります〔言うまでもなく、合併症が重なって希望が薄れれば、目標は変わってきますが〕。各専門分野の診療に対する評価基準は上から決められますが、緩和ケアとヒューマニズムに対する評価基準は自分で選べるのです」と、ジッターは説明した。例えば緩和ケアの相談を受けた患者の割合や、治療とケアの目標についての話し合いの達成度がチェックできる電子記録に基づいて、外科医の評価は可能とのことである。
そうなると、異常値については？
「無視します！」

読者はこの時点で、そもそも一体誰がＩＣＵ医になどなりたがるのかと思うかもしれない。死に囲まれて、こういった対立などがあるのに、なぜわざわざ？　と。

言うまでもないことだが、ＩＣＵの治療によって速やかかつ完全な回復という希望を達成できないときに生じるのが死のジレンマだ。それでも多くの患者は回復し、すっかり良くなる者もいるため、そこに緊張感がある。どう転ぶのか、私たちもいつもわかるわけではないのだ。

心停止患者の中には、死亡率が一〇〇パーセントという下位集団がいくつか存在するが、その中の一集団にはとりわけ動揺させられる。除細動器の電気ショックに対して耐性がある心臓の持ち主なのだから。心室細動——心筋が血液を送るのを妨げる電気信号の異常な乱れ——になった人はほとんどが、除細動されると通常の心拍に戻る。ところが、電気ショックにどうしても反応しない心臓を持つ人がいる。電気ショック耐性の人が心室細動になると、重度の心臓発作を起こす場合が多い。心室の敏感な筋肉に栄養分を送る血管が詰まって、組織まで酸素が届かないのだ。救急医療士として、私なら電気ショックを何度も何度も与えながら患者をＥＲへと運び込み、そこでも電気ショックがさらに与えられるだろう。だが、除細動を何度されても心電図の振動波形は弱まり、徐々に小さくなってついにはフラットラインになってしまう。命を救おうと一時間にわたって奮闘しながらも、電気ショック耐性がある心室細動の人に死亡宣告をしたことが、私にも十数回ある。

近年は、こういった人たちの除細動を行おうと躍起になり、除細動器を二台用意し、患者に電気ショックをダブルで与える医者もいて、ある程度の成功を収めている。また、血液の塊（血栓）を破壊する強力な血栓溶解剤を注入する医者もいるが、これを試してみても効果が得られるケースはまれだ。一部の病院では、医者が患者にＣＰＲロボットをセットし、このロボットが患者の胸骨を一分間に一〇〇回の割合でピストンする間に、心臓専門医が患者の心臓に染料を注入して閉塞血管を見つけると、バルーンとステント〔管状の医療機器〕を用いて閉塞血管を広げて元に戻している。驚くことに血流が回復すると、心臓は非常に弱いながらも鼓動を始めるが、脳は膨張している場合が多い――酸素不足により死に至ったのだ。

ミネソタ州ミネアポリスでは、患者が生き延びる確率はトロントよりもはるかに高く、危機を乗り越えて全快する確率は五割に上る。これは現地の医療リーダーたちが、電気ショック耐性の心臓を持つ人を見捨てようとしなかったからだ。彼らは一〇年にわたって専門知識を身につけて、治療システムを完成させた。ＣＰＲロボットを携えた救急医療士が、患者を救急科にではなく心臓カテーテル室へと運び込み、そこで患者は心臓の代わりとなるＥＣＭＯポンプにつながれて、動脈の詰まりが取り除かれるのである。

この種の尽力には圧倒させられる。ミネアポリスのようなことを行っている場所は、アメリカ中を探しても他にはどこにもない。だがこれは、うまく機能している。アイオワシティやウィスコンシン州ミルウォーキー、ワシントン州スポケーンで心停止になった人は命を落としていただろうが、ミネアポリスでは助かるのだ。既成概念の枠組みを超えることで、ミネアポリスの先駆者たちは蘇生に携わる人々に大きな衝撃を与えたのである。

医学は先駆的な努力が積み重なって築かれた産業だ。バーナードによる心臓移植、バードによる人工呼吸器、ニッカーボッカーによるCPRのいずれも、思いがけないことを試みて改良していった結果、現在に至っている。過去の先駆者たちに導かれた医学界は、進歩の途中に生じる停滞によって必然的にもたらされる悪い部分は受け入れながらも、人の役に立つために技術を発展させ続けることを望んでいるのだ。

そのため、人々に安楽死をもたらすこともできない自らの職業を批判することは、私にとっては容易ではあるものの、既成概念の枠組みを超える機会が否定された場合には、医療に現状維持を強いることになる。この点を考えると、私は非常に大きな不安に襲われる。ミネアポリスで行われていることのように、何かが発展するには、身代わりとなる生贄《いけにえ》の子羊が存在するはずだからだ。臨床試験のように特別に設計されたものであれ、医者が医業を営むような自然な方法であれ、危険を冒さないようにとは、私たちは教わらなかった。将来的にもっと多くの人命を救うためには、私たちは向上心を持つべきなのである。

つまりそのことが意味するのは技術の進歩だ。

ラザロ症候群――医者も間違うものなのか？

トロントからサンフランシスコへ飛んだあるとき――実際はサンフランシスコからトロントへ飛んだときだったかもしれないが（スタンフォードでのICUフェロー時代には、この移動を三〇回以上行った。トロントに住むフィアンセに会うためである）――私はエア・カナダの機内エンターテインメントで頭をリラックスさせることにした。おすすめドラマの中で目を引いたのが、やり手の研修医があらゆる困難に遭遇する医療ドラマ『レジデント　型破りな天才研修医』だった。『ER』が二〇〇九年に終了してからというもの、私はハマれる医療ドラマをなかなか見つけられないでいた。この『レジデント』は、救急医療の分野で働きたいと願うきっかけになったかもしれない、若い頃に見たよくある医療ドラマに最も近いものに思えた。

マット・ズークリー演じる主役のコンラッド・ホーキンスは、自分のインターンが死亡宣告した患者のそばにいた。黒い死体袋に入れられたこの患者がいきなり起き上がったことから、インターンがミスをしたとみられたためである。このインターンは最後には潔白が証明されて、患者はラザロ症候群の症例と診断された。高度三万六〇〇〇フィート（約一万一〇〇〇メートル）で見るにはとりわけ素晴らしい内容で、同時にラザロ症候群は本当にあるのだろうかとも思わされた。

人の死に方を研究している小児ICU医のソニー・ダナニに電話をかけて、本当は訊きたくなかったものの、どうしても避けては通れない質問をしてみた。医者は死の診断を間違うことがあるのでしょうか？

彼いわく、医療ドラマなどのポピュラーカルチャーでよく取り上げられるラザロ症候群とは、CPRが止められて、患者が死んだものとみなされた数分後に息を吹き返す現象とのことだ。過去の事例によると、この現象はCPRの中止から数分後に起きるが、二〇分後に生き返った例が最長記録として残っているという。

さらにソニーが言うには、「この現象に関しては、非常に優れた解説がいくつもあります」とのことだった。

人工呼吸によって胸部の過膨張が起きると、心臓に戻る血液が減少する。患者に対する過呼吸を止めた場合、心臓への血流が増加することがある。また、呼吸亢進《こうしん》やアルカローシス（血液のアルカリ度が高すぎる状態のこと）になって血圧が下がる場合もあれば、胸郭を叩くことで心臓に衝撃を与えて圧縮が起こると、心臓が再始動することもある。「つまりこの現象が意味しているのは、死を宣告する前に数分待つべきということなのです」と、ソニーが説明した。

ソニーは人の死に方について、史上最大規模となる調査を行ったことがある。彼が率いたチームはICU患者六〇〇名が亡くなる様子を観察したが、これは死が間違いなく死であることを証明したかったためだ。そして彼らが突き止めたことに、私は魅了された。時に心臓はただ単に止まったりフラットラインになったりせず、六件に一件の割合で、フラットラインになったあとでも心電図モニターにピッという反応を何度か起こすことが、この調査からわかったのだ。これは、患者の動脈拍動が停止したのちに再び動くことを意味する。ただ、心臓は必ずもう一度止まる。全体の一五パーセントの人に心臓活動の復活が見られたが、数分（正確には四分二〇秒）以上生き続けた人は一人もいなかった。

「心臓が一旦止まると、蘇生術による介入がない限りは、生き返ることはありません。人の死を生物医学的観点から判断したければ、これが私たち医者にできるやり方になります」と、ソニーは語った。

CPRが行われたあとにのみ生じるラザロ症候群は、臓器移植に至る死の種類――生命維持装置が外されて、心臓が止まるのを医者が待つもの――とは分けて考えるべきだということを、彼は明らかにしてくれた。

自然蘇生する患者は数分以内には亡くなってしまうが、ラザロ症候群の患者の場合は理論上は回復できるという。ただ、ソニーの調査では、患者六三一名のうち心臓活動の一時的な再開が見られたのは一三名のみで、息をした者も意識を取り戻した者もいなかった。「ピッという音がしたのは、ほんの一～二分ほどでした。モルグに行ったら人が生き返っていたというアイデアは、証明されたことはないのです」

というわけで、死を宣告されたのに奇跡的に目を覚ましたという患者を扱った医療ドラマは、事実を誇張しているのである。そうわかると、私はホッとした。

科学を推し進める医者と、自分たちの信じる宗教に導かれた判断を下したい家族との間に、対立が絶えることはない。この両者の間に妥協点は見出せず、さらには死のジレンマの解決方法について合意に至りそうな兆しも見られない。確かに法学者には両者の溝を埋めることはできておらず、医者と病院側も自分たちの評判にとらわれて、さらなる金儲けに走るか出費を抑えることに集中するばかりで、時宜に適した解決策をもたらすことはできなかったようだ。

それでも、本書で論じてきた考えをしばらく検討してきたことで、死のジレンマの核心を特定する段階に、いよいよ近づいたと思えた。ノート、インタビュー記録、研究論文、死に関連した書籍をすべてリビングに持ち込んだ私は、主張の組み立てを始めた。自分のような医者が人々を素早く旅立たせていないことに悩んでいる理由についてである。

第六章　死のジレンマのルーツ——方程式

死のジレンマは、科学的ではなく哲学的な問題であるように、私にはより一層思えてきた。医者も、医者が尽くそうとしている患者家族のどちらもが抱えている根深い恐怖心は、テクノロジーと影響し合ってこの問題を広めていたのだから。医学用語をまき散らす善意の医者と、困惑して落ち込み、希望と信仰にすがりついている家族との間の溝を——この問題を常に避けているような資質不十分の判事に訴えることなく——どうすれば私たちに埋められるというのか?

できるだけ長生きしたいという人間が生まれつき持つ欲求により、この一世紀の間に医学やテクノロジーは目覚ましい進歩を遂げて、現在見られるICUサバイバーの増加という、多くの人が間違いなく歓迎する状況をもたらした。社会もこの進歩を受け入れて医学の奇跡に慣れ、いい話に心を奪われ、医療ドラマに夢中になっている。それでも一部のサバイバーに関しては、QOLは等しく向上しているわけではない。私が「蘇生賛美」と呼ぶこの現象による、意図せぬとも非常に明確な結果は、死は決して近くには存在せず、もし仮にやって来たとしても死よりも生のほうが常にいいという社会的信念——実情をよく知る多くの者が異を唱えているもの

――を生み出したようなのだ。

死が身近に存在することを認めようとしない、人間が共通して持つ意識は――この第二の現象は「死の否認」と呼ぶが――テクノロジーの利用を私たち医者が推進していることによる。何かに対する先行投資を行ったことで投資がやめられなくなるサンクコストバイアスと、化学組成におけるわずかな変化によってなぜか体全体の状態に対して偏った希望がもたらされる、私が「小さな改善バイアス」と呼ぶ新たなバイアスが組み合わさったこの認知バイアスは、患者とその家族や医療従事者に対して、全体的な予後は厳しいままなのに、どういうわけか状況は改善されつつあるという誤った楽観主義を与えている。

テクノロジー、蘇生賛美、死の否認が組み合わさると、真実からは程遠いバラ色の評価が生まれる。先が見えないまま苦しみ、続行するデメリットを検討する機会も与えられない、ぬか喜びとなるのだ。

死のジレンマの方程式

テクノロジー × （蘇生賛美 ＋ 死の否認） ＝ ぬか喜び

このぬか喜びのせいで、可能性が低いのに、私たちはやめる気になれないのである。つまり、医学において最も重要な手段の一つである緩和ケアには手を出さずに、効果的な緩和策を施す機会がほとんど失われて、尋常ならざる苦しみの解消はもはや手遅れという状況になってしまうのだ。

死のジレンマの必須条件である生命維持技術については、すでに本書で詳しく取り上げた。蘇生賛美と死の否認の源も明確になってきている。本章では、希望と恐怖を抱くことによって、小さな改善バイアスが私たちの生活を向上させることもないまま、死を遅らせる様子を探っていく。

ジェシカ・ジッターはこの状況を「ＩＣＵジェットコースター」と呼んでいる。生命維持技術を受け入れて始めたが最後、体をあちこちいじられ、小さな改善によってゆっくりとした回復は見られるものの、合併症が生じるとすぐに悪化して、次に何が起こるのかよくわからないまま、その体験が終わるまで一切コントロールできないからだ。

医者にとって失敗への恐怖は、患者とその家族を落胆させる以上に苦しいものである。医者が難しい瞬間に毎日向き合って耐えられるのは、自尊心、エゴ、自ら作り上げて構築した意識があるからだ。家族にとって死の恐怖は、喪失の恐怖だけでなく、テクノロジーが苦渋の決断を下すのを双方に強いることへの反感にも由来する。

こういった恐怖心が、死のジレンマの方程式に最も変化をもたらすことのできる関係者の感覚を麻痺させてきたのだ。

失敗への恐怖

ＩＣＵの夜勤担当となった研修医に仕事内容を尋ねたら、一〇人中九人はこう答えるだろう――「朝を迎えるまで患者を死なせないよう、必要なことをすべて行うこと」

大抵の研修医は一カ月単位でＩＣＵを交代で担当するため、四～五年の研修医期間で重症患者の世話をするのはトータルでわずか二～三カ月程度だ。ＩＣＵを副専攻として選択する研修医はほとんどおらず、ローテーションを生き抜くために必要なことを除く、救命救急の専門知識は伸ばそうとしない者が大部分である。

私の友人の大半はＩＣＵの夜勤を恐れていた。担当医は帰宅していて、彼らは建前としては緊急時の電話に出てくれるとはいっても、午前三時にかける電話が歓迎されないのは、研修医なら誰でも知っている。どのみち、担当医は丸一日という翌日の仕事のために、午前七時には病院に出てくるのだ。そのため、なんとか一晩持ちこたえて、事態の収拾は日勤チームに任せるというのが、ＩＣＵの暗黙のルールとなっている。

同じことは、ほとんどの専門分野についても言えるだろう。人を助け、快方に向かわせ、命を救うために、私たち医者はいるのだから。血液内科や形成外科から一カ月にわたってＩＣＵへ送り込まれた研修医は、薬物治療や作業手順、そして〝ＩＣＵの中核技術〟である各種機械について苦労しながら学んでいく。それゆえ、〝患者を死なせない〟という精神構造が強化されて、病院にある最高クラスのツールを使わないという考えは、まったく出てこないのだ。

ところが、ＩＣＵのある担当医が明かしてくれたが、死が避けられない患者に対して医者が全力を尽くすと、かえってひどい不利益をもたらすことがあるという。これは私が医学生時代にＩＣＵで働いた二週目の出来事だ。私に初めて挿管処置をさせてくれた、ぶっきらぼうながら親切な担当医が職を辞したため、私は不平家として知られる新たな担当医の下に就くことになった。その人は態度が素っ気なく尊大で、目を合わせることも決してなく、ＩＣＵの回診ではごくたまにしか口を開かなかった。彼による初日の回診で、私たち回診チームは回復の見込みのない高齢の男性患者について意見を交わしていた。その患者の検査報告書は体の変調を示す赤い数字が全体に目立ち、血圧を維持するために点滴が最大量投与されていたが、人工呼吸器は十分な量の二酸化炭素を肺から排出できていなかった。

状況を好転させる方法をチーム内で話し合っていたところ——炭酸水素ナトリウムを加えるか、それとも抗生物質を変えるか——その担当医が大声を上げた。「もういい！　ここは終わりだ！　これ以上、手の施しようはない！」

これには誰もが驚いて、口が利けなくなった。家族からは〝あらゆる手を〟尽くすよう頼まれていたし、役に立たないとはわかっていても、〝あらゆる手を〟試みるようにと私たちは教わったのに。だが、続く言葉にはさらに驚かされた。その担当医は同じような病気を持つ患者がいる向かい側のベッドを指さして、「次はあいつの番だ！」と無遠慮にも言ったのである。

担当の集中治療専門医の口から出たこういった言葉をここで目にして、身がすくむ思いがした人も多いかもしれない。命をとんでもなく軽視しているし、デリケートな問題なのにひどく無愛想な印象を与える発言なのだから。私もそう思い、本当に動揺した。ところが長年にわたって、このトラウマ的な体験を心の中で何度となく繰り返しているうちに、キャリアの早い段階で私に医療の道をあきらめさせかねなかったこの愚かな医者に対して、私はあまり腹が立たなくなった——むしろ、少し感心するようにさえなっていた。

一連の発言は今にして思えば、この担当医による四〇年に及ぶ末期患者の対応で得た知恵、死を宣告できる勇気、そして薬や機械や検査のどれをもってしてもこのような患者は救えないために、病状が素早く進行しないとあらゆることが本当に悲惨な事態に至ってしまうと認めることのできる謙虚さだったのだろう。

死の恐怖

医者が抱えている失敗への恐怖は、非難や修正を受け、さらにはもっと患者中心のものに改められるかもしれないが、一方で対処するのがはるかに難しい恐怖がある。それが死の恐怖だ。医者も患者と同じく、往々にして死を恐れている。失敗には死が付き物と教わるからだ。この職業のアイデンティティーに挑んでくるもの——それが死であり、個人的にも心にひどくこたえる。それでも、患者家族からあらゆる手を尽くすように言われると、医者は大いに安堵する。手を動かす理由ができたからだ。

外科医や移植医にとって死は、統計データ上の問題である。確かにこういった腕の立つ医者は、患者にとって最善となるものを望んでいる。だが、手術後に起こりうる悪い結果は死だけであるとみなして〝非死〟を奨励し、医者たちの善意をねじ曲げるというシステムになっているのだ。

そのほかの人たちにとっては、生き続けたいという欲求は脳に元々備わっている。この欲求は、鳥類や爬虫類、さらには虫にも共通する、先史時代から脳にある扁桃体に由来するため、食べ物を見つけたり、攻撃してきたものを撃退したり、その支配から逃れたり、子をもうけたりしようとする衝動と関係がある。つまりそのことが意味するのは、差し迫った死に屈するのは容易にできるものではないということだ。

人がテーブルソーの事故による大量出血などで死に向かい始めると、扁桃体が活発に動きだす。体の残りの部分も反応を始めて、ホルモンによって心拍と血圧が増す。私たちの祖先がサーベルタイガーに追いかけられていたら、その脅威を撃退しようとするかできるだけ速く走って逃げようとして、血液は腸から筋肉へ回される。自分の命に危険が迫ると、体は自然と、それも劇的に反応するものなのだ。

だが、死にたくない——生き延びるために〝あらゆる手を〟尽くすよう、私のような医者に頼む——という根源的な本能に屈してしまうと、私たち医者は自らにひどい不利益をもたらすことになる。死を遅らせることは、さらなる痛みや苦しみ、失望を招くだけかもしれないからだ。

死ぬのは怖いと、医者も看護師もわかっている。いつだって目にしているのだから。患者は私たちに頼み込む——「助けてくれ」「まだそのときじゃないんです」「死ぬ準備などできていない」「できることはなんでもやってください」などと。さらには患者が自分で話せないときは、自分たちの愛する人は死にたくないと思っていると、家族が推測する（瀕死状態になる前なら、おそらくその通りだろう）。多くの人が死よりもつらいとみなすような運命の可能性に直面した場合は、生きたいという気持ちは必ずしもそれほど明白ではない。ただ、何を望もうが関係ないときもある。科学やテクノロジー、それに母なる自然——究極的には自分自身——によって制限がかけられて、できることが限られるからだ。

私たち医者に何かができるときもあれば、何かをすべきではないときもある。私が思うに、それこそが死のジレンマだ。薬物療法を加えることがいつ助けになり、いつ苦しみになるのかがわかるには、知識と経験がなくてはならないのである。

私が航空救急医療士の訓練を受けていたとき、指導医のジョナサン・リーは簡単な問題をよく私に出してきた。彼がランダムに出す問題には、救急医療士が考えたこともないような、赤血球の寿命といった医療関係のトリビア的なものもあった。とある夜、ツインエンジンヘリコプターのシコルスキーS‐76で飛行中に、精神安定剤のバリウムに似たミダゾラムという薬を私が患者に投与した理由を、彼が訊いてきた。

「ミダゾラムはベンゾジアゼピン系であるため、GABA受容体の効力を高め、クロライド（塩化物）チャネルを開放し、神経伝達を抑制するからです」と、私は答えた。ジョナサンは私のほうを見ると、こう言った。「違うぞ、ブレア。君が投与した理由は、それが鎮静剤で、患者が興奮していたからだ」。このような思考タイプを、彼は「午前三時の思考」と呼んでいた。午前三時の思考形態の構築を、ジョナサンは私に求めていた。私が重要なことを忘れないようにとか、重大なミスをしないようにするためである。「午前三時には、教科書通りの行動はできないものだ」と、彼は口にした。「だから、段落ではなく、箇条書きで考えるように」

この考え方はいい結果をもたらしてくれたし、私が精神的に好調ではないときに人命を救う場面でも役立ったと思う。要点をまとめる練習として、死のジレンマにこの思考形態を応用してみようとしたところ、数日後にあるものが思い浮かんだ――果物だ。

一人の女の子が四人の専門家に近づいていく。彼らはそれぞれが人間の持つ感覚の専門家だ。女の子が彼らに尋ねる。「この果物はなんですか？」

一人目は眼鏡に手をやると、その果物を調べた。「これは黄色だ！」と、その専門家は声を上げた。

二人目は鼻を近づけると、匂いをかいだ。「これは柑橘類だ！」

三人目は指で触れると、皮をなでた。「これはツルツルする！」

四人目はかじりつくと、顔をしかめた。「これは酸っぱい！」

だがこの専門家たちは誰一人として、その果物がレモンだとはわかっていない。これとまったく同じで、専門医たちも悪意はないがそれぞれが体の各部分に集中しすぎるあまり、患者のことを一人の人間として見るのを忘れてしまうのだ。この視野狭窄《きょうさく》は、医者にまつわる以下のような様々な要因によって生じる――自分に治すことのできる部分に集中するよう訓練を受けていて、状況を改善できる能力に基づいた自尊心のシステムを構築していること。客観的、現実的、理性的になるように訓練を受けていること。さらには、もう手の打ちようがないことが明白な場合でも、その判断を下せないほど臆病なこと。

ただ、このことに関しては医者だけの問題ではない。

患者家族も、自分たちに対処できると思っている一部分にだけ集中して、見たいと思う姿を患者である愛する人に望む場合が多い。信念、希望、盲目的な愛情ゆえに、家族は医者から告げられた今後の状態に関する意味を感じ取ると、その内容を細かく区分け（コンパートメント化）して、大きな影響が出ないようにする。それが人間の本質というものなのだ。

死を語る

死のジレンマの解決策とは、ただ単に医者は自らが発する言葉をもっと慎重に選べばいいという程度のものなのか？　医療従事者が支えようとする患者家族と医療従事者の関係が壊れた苦しみは、ワークショップや台本があれば解消が可能なのだろうか？

この点は、私自身の医療訓練において確かに共通するテーマとなっていて、講習でもワークショップでもシミュレーションでも、次のようにすればいいと言われた。患者家族の話にしっかり耳を傾けること。彼らの希望や夢や人生観を上手に聞き出すこと。デリケートな情報を伝える際は、毅然《きぜん》としつつも温かみあるコミュニケーション方法を取り入れること。それらができれば、テクノロジーに支えられた命──「うわべだけの命」とでも呼べるだろうか──は自然死以下だという私の要点がわかってもらえると。

このような希望を持つことは科学論文ではすっかり確立されていて、各論文は死のジレンマに正面から取り組むことを求める、コミュニケーション技術の研究で溢れ返っている。だが現実世界では、この問題は消えずに残ったままなので、この知識を病床での実践に移せなかったにすぎないという説明は、私には受け入れられない。

死のジレンマは言葉だけで切り抜けることができる──この主張については、私は大いに懐疑的だった。そこでアドバイスを求めたのが、ミズーリ州セントルイスのワシントン大学で心理学と脳科学の教授を務めるブライアン・カーペンターである。彼は老年心理学者だったときから、終末期における悪い知らせの伝え方を研究していたので、言葉の選択がどうしてもうまくいかない私のような医者のせいで死のジレンマが悪化するのかどうかを訊きたかったのだ。「避けられないものを避けられないときは必ず訪れます。それにどんなに優れたテクノロジーでも、かつて患者が健康だったときに意味や目的をもたらしてくれたような生活へと、本人を回復させることはできないでしょう」と、彼は答えてくれた。

話を聞きながら、私は大きくうなずいた。ここまでは問題ない。彼は私と同じ考えのようである。

ところがカーペンターが説明するには、担当医があまりにも多くのテクノロジーを頼りにできるがゆえに、患者側は、以前と同じような生活を送れそうにないという現実が把握しづらくなるという。続いて彼は、達成が容易なものとして、〝ケアの目標〟について会話をするように患者を促すことを挙げた。ケアの目標とは、患者の望みを話し合うことを目的として、病院で毎日用いられているお役所的な言葉だ。ケアの目標は治療選択肢の範囲にくくられることが多いが、実際のところ病院勤務医の大半にとっては、その目標を目指す努力――患者の命を延ばす可能性のある、あらゆる技術、手術、薬などを用いること――か、残された時間がどの程度であれ、〝積極的〟手段を避けて、患者を落ち着いた状態に保つことを代わりに選ぶかのどちらかと考えられている（この段落を読んだ緩和ケア医は心臓発作を起こすかもしれないが、大衆を教育するという最大限の努力を払っているにもかかわらず、ほとんどの医者はケアの目標について異なる見解は持っていない）。

「病気になった早い段階から、ケアの目標について話し合うことが重要です。だからこそ緩和ケア医は、理想的なケアの目標の話し合いを始められるように、診断された瞬間から関わろうとしているのです。［患者が］機械につながれたり外されたりして、かなり難しい状態になる前に」というのが、彼の説明だった。

ただ、早くからケアの目標を話し合うことは、死のジレンマを和らげるいい方法に思えるものの、現実的とは言い難い。自らの死について事前に考えることでより良い死を迎えられたという、ウィスコンシン州ラ・クロスの調査が大成功を収めたあとでも、重病になった際の治療について医者に指示書を書いていたのは、北米人の二割に満たなかった。自分の死について事前によく考え、そういった話し合いを早くから行うべきと言うことは、死ぬ前に葬儀場に並ぶべきと言うようなものである。ほとんどの人はしないことであり、そのときが来たら諸々の問題の解決は家族に任せるものなのだから。

自分が受けたいと思う治療について患者がまだ検討していなかった場合に、ＥＲやＩＣＵで私にできることには何があるでしょうかと、カーペンターに尋ねた。彼の説明によれば、かなり急を要する場面でも、患者が決断を下す心の準備をするプロセスは、医者はないがしろにしてはいけないという。

「患者が気持ちの面で判断を下せる状態にならないうちに決断を強いても、うまくいきません。医者がすべきことには患者の考えの把握がありますが、そのほかにも医療の面から見た考え方や、さらなる治療が成功する可能性について率直に話すといったことも挙げられます」

達成が容易なものを、カーペンターがもう一つ挙げた。次のような内容を医者に教えることだという。「臨床医の教育のためにあなたにできる最善のことは、プロセスというものが存在することと、そのプロセスを急いではいけないと教えることです。誰もが自分のペースで、そのプロセスに沿って考えています。二日間かかる人もいれば一〇日間かかる人もいます。そういうプロセスがあると教えることが、私たちにできる最善のことになるでしょう」

そのプロセスを進める手助けとしてＩＣＵ医にできることを、カーペンターに訊いてみた。なんと言っても、瀕死の患者が機械につながれていて、痛みを伴う処置を受けているのだから。

「種をまくのです。つまり今後のことについて、プロとしての専門知識や経験に基づいた意見や情報や視点を伝えるのです。ただ、そういった種はその人自身が耐えられるペースで育てさせなければなりませんが」と、彼は答えた。

そのような種をしっかりまく許可を、カーペンターは私に与えてくれた。「誤解される余地がまったくないように、事実をはっきり説明しなくてはいけません。予後をきちんと話すのです。正直でいるのは、関係者全員にとって難しくてつらいものですが、最初から正直さがなければ、困難な状況や失敗する可能性を次々と生み出しかねません。すべての人をぬか喜びさせる必要はありませんが、家族はそういった希望にしがみつくものなので、医者は矛盾した話をするリスクを冒すことになります」

一方で彼は、会話にある社会的な面にも注目するよう勧めてきた。医療の状況をあまり強調しないようにというのである。これに対して私は、死が確実に迫っていることを意味する情報――乳酸濃度の上昇、アシドーシス（酸性症）の悪化、危険なほど低い酸素飽和度など――を伝えても、家族がその重大さを理解していないようだと嘆いた。家族が生命維持装置を外す決断をもっと素早くできるよう、自分が目にしていることの無意味さや最終的な状態をよりはっきり示すには、何ができるのかを尋ねてみた。

「数字は役に立ちます」というのが彼の答えだった。「でも、データや科学がいつも有効というわけではありません。その点に関心がある人は必ずしも多くないので。物事をゆっくり進めれば、医師はもっと全体に関する会話をしたり、テクノロジーや科学にばかり話が集中する事態を避けたりできるようになるでしょう」

悪い知らせの伝え方を教えるワークショップで何度となく耳にしたアドバイスを、カーペンターも口にした。気持ちに余裕がなくなっている人はたくさんの情報を理解することができない恐れがある。そこで、一度に伝える情報は詳細の一部分にして、なおかつ伝えたい内容がきちんと伝わったことの確認のため、相手にその内容を復唱してもらう――以上のことを忘れないようにと。私はこういったアドバイスはすべて実践していて、どれも間違いなく役に立ってはいるが、効果が限定的であるのは否めない。

コミュニケーション能力が常に通用するとは限らないと、カーペンターも認めた。「医者がどれだけコミュニケーションに優れていても、現実には相手を納得させることができない場合や、倫理委員会が介入して法廷で争うときもあります。ですが、まずは関係を築くことからです。これは役に立ちます——いつでもそうできるとは限りませんが」

悪い知らせを伝える意思については専門医間でも差があると、カーペンターは言う。「一〇年前のガン専門医はひどいものでした。でも本気でやり方を変えた結果、悪い知らせは彼らが一番上手に伝えられるようになっています。ただそれ以外の専門医は、延命や治療、それに患者を死なせないことに焦点を置いているので、そういった会話すらしていません」

ガン専門医が方針を変えた理由を尋ねた。

「結果に集中するといった努力を非常に意図的に行ったのです。人に対して率直でなく、正直さに欠けると、悪い結果につながります。ＱＯＬも死の質も悪化し、患者家族の不満や訴訟が増え、費用がかさんでと、まずいコミュニケーションのせいでありとあらゆる悪いことが次から次へと起こるのです。ガン専門医は、自分たちだけではこの事態に気づけませんでした。ところが、腫瘍学の実践とともに専門職種間の活動が増えて、ソーシャルワーカー、看護師、緩和ケア医に仕事を手助けしてもらったことが気づきとなったのです」

それでも、多くの専門医にとっては、緩和ケアの会話は役に立たないものである。ワークショップやシミュレーションをいくら重ねても、本人たちに変わろうとする心づもりがなければ、医者は終末期の問題に関するより良いコミュニケーターにはなれない。多くの外科医は緩和ケアの専門家を加える動きをあきらめとみなしており、色々な意味で実際にそのとおりでもある。だがこのことは患者を見捨てるわけではなく、治療の意図や避けられない現実との戦いに見切りをつけることなのだ。自分たちが行おうとすることは常に達成できるわけではないと認めることなのである。

誰もが避けたがる重要な問題

〝会話を重ねるとうまくいく〟。だが、医者と家族間のやり取りの向上を目的とする、あまりにシンプルなこのようなアドバイスでは、死のジレンマの切迫感は正しく伝わらないのではないだろうか。厄介な会話が必ず生じる、ストレス過多の環境では、コミュニケーション不足が常態化しているのは周知の事実であるため、そういった難しい会話を医者が切り抜ける方法は数多く考え出されてきた。私自身もそれはよくわかっている。何しろ、終末期のコミュニケーション能力を磨くワークショップを少なくとも六回は受け、パワーポイントが駆使された説明に耳を傾け、悪い知らせを伝えるロールプレイを行い、〝模擬患者〟――私が下すガンの診断に対して、あらかじめ決められた反応をする役者――に話しかけてきたのだから。ところがどのワークショップでも、私は深く失望しながらその場を後にしたのである。

これはワークショップがよくないという話ではなく、ワークショップはＩＣＵには向いていないようだという感想にすぎない。そこで用いられるキャッチフレーズや記憶術が不自然で古臭く、実態とずれているように思われるからだ。そういったものでよく知られているのがＳＰＩＫＥＳ《スパイクス》で、これは対話の場のセッティング（Ｓ）、患者による病状の認識《パーセプション》（Ｐ）の評価、情報を伝える患者からの招待《インビテーション》（Ｉ）の入手、患者への知識《ナレッジ》（Ｋ）や情報の提供、患者の感情に対する共感《エンパシー》（Ｅ）を伴った反応、そして今後の段階の要約《サマリー》（Ｓ）と決定というものである。ガンの診断を共有するために考え出されたＳＰＩＫＥＳには、悪い情報を伝える患者からの招待を入手することが含まれている――ＩＣＵ患者との会話を始めることに当てはめると、これは不自然だ。ＩＣＵには、難しい会話を避けては通れない家族がいるのだから。それでもこういったプログラムは改良や研究がほとんどなされないまま、ＥＲからＩＣＵに至るあらゆる医療環境に持ち込まれてきている。

欠点はさておき、私のような医者に対して、もっと明確なコミュニケーションを取るようにと熱心な訓練を行っている優れた団体は数多く存在する。外科医アトゥール・ガワンデによるボストンのアリアドネ研究所やニューヨークを拠点とする最先端緩和ケアセンターがあり、さらにＳＰＩＫＥＳの作成者たちは、医療の専門家と瀕死の患者との溝を埋めようと、素晴らしい仕事を行っている。

ワークショップを受けた私は終末期のコミュニケーション技術を認定されたが、それでも依然として死のジレンマには深く動揺させられる。難しい会話はきっちりこなせても、家族には現実の直視を拒ませ、否定させてしまうのだ。そして結局はフラストレーションがたまって、死を否定する家族との治療上の協力関係から距離を置くのである。彼らを見捨てている気分になりながら。

コミュニケーションの専門家たちと話をしても、不安になるような疑問が私の中から消えることはなかった。私は何もかも正しいやり方で、正しいことだけを言ってきた。それなのに、どうしてうまくいかなかったのか？

このことをジェシカ・ジッターに打ち明けてみた。緩和ケアの専門家にしてＩＣＵ医という、お手本となるような人に対して、実は自分はＳＰＩＫＥＳが大嫌いで、コミュニケーションのワークショップにはうんざりしていたと話したのだ。驚くことに、彼女も私と同じように考えていた。

「私にも、自分が持つ技術をすべて駆使して患者家族と長時間向き合ったにもかかわらず、悲惨な形で終わりを迎えた経験が山ほどあります。毎回はうまくいかないものです。ただ、辛抱強くなること、そういう人物になろうと努力して、相手を理解しようとすること――これらを怠ってはいけません。それでも態度を改めようとしない相手は、一〇人中三人ぐらいかもしれませんから」

　ここで私は、抵抗する姿勢が強いように思われる家族の話を持ち出した。医学的事実をどうしても理解したくない人たちのことである。だがジッターもこれまでの専門家と同じく、そういった事実を伝えることが重要なのではないことを私に思い出させた。「あなたが膝を交えて対話をし、相手について深く知って関係を築くこと――それを家族は望んでいます。担当医が自分たちのことを気にかけてくれていると、彼らは知りたいのです。その部分がクリアされれば、あなたも次の日にはケアの目標や彼らの信念についての会話ができて、理解が進むでしょう。

　患者家族は本当に千差万別です。彼らのことをよく知らないうちから、相手の話を判断してはいけません。すべては人間関係なのですから。相手のことをよく知れば、ケアの目標も立てられます」

　接触する頻度も重要だと、ジッターが続けて口にした。家族と接する回数によって、彼らを気にかけていること、非難していないこと、彼らを支えるために存在していることが示されるという。

「医者には無駄にしている時間はありません」と、ジッター。「そのせいで［患者とその家族を］苦しい立場に追いやることがあり、この点は大きな問題をはらんでいます。あなたが同意できないような決断を彼らが下そうとしている場合には、その理由を知る必要がありますが、問題はあなたではないかもしれません。あなたには〔彼らと十分に接する〕時間がないのですから。実際は、病院付きの牧師やソーシャルワーカーのせいかもしれません。あきらめる前に、本当に深いレベルで相手のことを知るのが重要なのです」

それでも時にはあきらめたくなるものだ。それにジッターも、フラストレーションを覚えないわけではないという。「私もストレスに苦しんだり忙しかったりで、安易な方法を選ぶことはしょっちゅうです。患者の母親から『奇跡を願っています』と言われると、何言ってるのよ、挿管するしかないのに、ほかにどうしろと？　と言いたくもなります。でも、この仕事をすればするほど難しい会話は増え、それに次第に慣れていくと、うまくできるようになるものです。一度わかれば、もう元に戻ることはないでしょう」

将来の夢を子どもたちに訊いて、「緩和ケア医」という答えがトップになることはおそらくないだろう。「小児緩和ケア医」についても――実在する職業だが――宇宙飛行士や警察官、ロックスターより上位に挙げる子はいないと思われる。

だがその仕事こそ、ミシガン州デトロイトでナディア・トレモンティが日々行っていることだ。この二〇年にわたって、トレモンティは複雑な健康状態を抱えた子どもたちの治療をしてきたが、その多くは大人になるまで生きられなかった。診療所でも病院でもホスピスでも、彼女は死にゆくプロセスを人間的な温もりのあるものにし、入退院を繰り返すわが子を生涯見守らねばならない親たちに、意味と慰めをもたらしている。

死のジレンマの現状とそこから抜け出す方法について、トレモンティに尋ねた。

彼女がそのことについて、長い時間をかけて考えていたのは明らかだった。「現在の社会は、人が亡くなったと知るのが異様に難しい状態にまで行き着いてしまっています……文化として、死がどういうものなのか、人々がもう理解できなくなってさえいるのです。ほとんどの人にとって誰かが亡くなるというのは、殺されたとか医者がミスをしたことによるものであり、死に至る病の存在を誰も認識することができていません」

慢性疾患の子どもを持つ家族に最期を迎える心構えをさせられるよう、難しい決断を迫られた際によりどころとなる絆を、トレモンティはゆっくり築いていくという。これを行うことで、わが子を生かし続けようと長年闘ってきた母親が、不愉快なそのときが訪れる前の最期の時期を認識して、生活の量から生活の質へと〝方針を転換する〟手助けができるのだ。

だが、私のようなICU医には、患者や家族と長期に及ぶ関係を結んでもメリットはない――つらいときを長年過ごすことで強まったり、困難な状況に耐えたり、互いに尊重することで深まったりするような関係は。トレモンティが言うには、そのような絆を築くのは、従来は家庭医の役目だったという。何十年も前には、家庭医は病院に瀕死の患者を訪れて、病院勤務医と家族との間の橋渡しをし、重要な背景や信頼を現場にもたらしていた。

だが一九九〇年代から、そのすべてが変わり始めたという。

「この二〇年から三〇年の間に、家庭医が姿を消しました。彼らが病院で働くようになっても診療報酬は大したことがなく、その一方で外来診療の仕事量はとてつもなく多かったのです。しかも電子医療記録（ＥＭＲ）は連携がどれもうまくいっておらず、私が仕事で使っている三つの医療システムはすべて異なっていて、それぞれが違う記録システムで運用されています。多くの医者がＥＭＲを嫌っていて、病院で働くことをやめてしまった人も大勢います。そのうえ、医者が目にする退院サマリーなどの記録はゴミ同然となってしまい、四〇ページもある中からは知るべきことを見つけることさえできません。いい影響も計画も皆無で、間違いだらけなのです」と、トレモンティは明かした。

病院がデジタル化して、官僚的な負担となるにつれ、家庭医は自らの診療所の電子化に気をとられて、病院では働かなくなった。家庭医との関係が失われたため、入院患者とその家族は複雑な救急医療に自分たちで対処していかなければならず、自ら声を上げて医者との関係を築くことを一から行わねばならなくなったのである。

病院における自身の存在がどれほど重要か、トレモンティが説明してくれた。「自分の担当する患者が入院するときは、私も同行したり少しだけ顔を見せたりします。私が多くの判断をすることは普段はありませんが、ちょっと立ち寄って、患者の基準となる状態や家族の考え、終末期について家族と話し合った内容を医者に伝えます。先週の金曜日のことですが、私の担当している患者がある病院に三人入院していました。一人は死期が迫っていました。その日は特に話をするつもりはなかったのですが、それまでの二カ月のうちに同じ患者が三度も入院していたことに気づいて、何かパターンがあるように感じた私は、好調な日とそうでない日の割合を尋ねるときだと思ったのです。ただ、私がその場にいなければ、そういった会話はなされなかったでしょう」

病院の医療チームは各臓器のことは注視していても、全体像は見ていないというのがトレモンティの見解だ。「それぞれの専門医が異なる部分を見ていて、必ずしも全体の状態を見ていないというＩＣＵでは、特に難しいことなのです。かつてそれをやっていたのが家庭医でした」

トレモンティは、ＩＣＵチームと専門医にもっと広い視野で見る手助けを試みているという。呼吸障害を抱えたある少女のケースを、彼女が振り返って語った。少女が呼吸器科医を訪れたところ、その医者にできる対応は気管切開と人工呼吸器だけだった。家族はそれを望まなかったが、呼吸器科医は少女をそのまま帰したくはなかった。深刻な病状に見えたからだ。

「つまりこれが、あらゆる手を尽くせていないという現状なのです。何もしていないわけではないのですが、板挟みになっています。もし目の前に瀕死の人がいたら、そのままの状態でいさせるのか、それとも何か治せそうな部分があるのかといった判断や、何をもって死とするのかという点に、大いに悩むことでしょう。グレーゾーンの定義や方針を転換するタイミングの判断には、多くの人が困惑しているのです」。そう彼女は指摘した。

〝方針を転換する〟という言い回しは、私も何度か耳にしたことがあった。救急科の医師は、全力での蘇生努力に適さない患者の家族との会話を表す際にこの言葉を用いている。私自身も救急医療士のときに、方針を転換したことがある。食道ガンの若い男性がいて、体重約四〇キロの彼は自宅のベッドで息を引き取る寸前の状態だった。母親は当然ながら取り乱して救急電話をかけた。わが子が苦しそうに呼吸をしていたからである。私はその男性を病院に搬送せずに家に残って、つらい呼吸を和らげるためにモルヒネを投与した。彼は少しすると、自宅で安らかに息を引き取った――病院へと急ぐ、揺れる救急車内ではなく。このときは救急医療士として、自分のことを誇らしく感じた瞬間の一つだったと思っている。

だが、〝蘇生〟から〝緩和〟へと方針を転換するのは、いつもこのように簡単に進むわけではない。

対応がうまくいってもフラストレーションが生じることを、トレモンティが話してくれた。「そういった慢性疾患の患者の多くは、回復させることができても、元の状態にまでは戻せないでしょう。それでも次に同じ患者がやって来たときには『今回は無理かもしれない』と思う一方で、家族からは『前回は治してくれたのに』と言われてしまうのです」

方針を転換すべきタイミングはますます曖昧になってきているという。「堂々巡りのようになるのです」とトレモンティは言ったが、「治療の栓を閉めて、緩和の栓を開け」なければならない段階があるとのことだ。

自然死の道を選ぶ家族は小児科ではほとんどおらず、彼らの望みは状況が改善することであり、栄養チューブの挿入と気管切開を受ける例が大半だという。「賢明な判断とは言えませんが、大部分の家族はそう望みます。医者が論理的と考える、緩和の道を選ぶ家族もいますが、それほど簡単にはいきません。非常にゆっくりと亡くなる人もいます。

自然死に接した経験を持つ人はごくわずかです。突然死はよくありますが、ゆっくりと亡くなる例はあまりありません。心不全の場合はペースメーカーを植え込み、それからLVAD《エルバド》(左室補助人工心臓)を装着します。つまり患者はその間ずっと瀕死の状態にあるわけです。ただ、大々的に治療を施されているために、そういったテクノロジーが機能しなくなると、あっという間に死が訪れます。目の前で生きていると思ったら、次の瞬間にはもう亡くなっているのです」

〝緩やかな死〟を伝えるコツはあるのかを訊くと、彼女はこう答えた。

「私はこれから起こることを患者に話します。体の機能が停止することを重点的に伝えますが、その過程には数日から数週かかることもあります。家族に対しては、通常の場合の亡くなり方、例えばあえぎ呼吸や、皮膚が青くなることを話します。患者は何も食べなくなり、続いて水分をとることもやめると、そのあとは眠りについて、そのまま亡くなるのです」

私のような医者は、ガン専門医が用いるような手法を用いるべきという、ブライアン・カーペンターの意見に賛成かと、彼女に尋ねた。

「腫瘍学では診断ポイントもステージング〔病気の進行度の判断〕もはっきりしていて、画像診断や化学療法の計画の立て方も非常に明確です。もちろん、うまくいっている場合の話ですが。これが最後の化学療法だとか、これ以上のガン治療は行わないといった中止点が設けられるのです」。つまり、どのテクノロジーが効果がありそうなのか、もしくは死を遅らせる可能性があるのか見極めようとしているICU医よりも、ガン専門医は楽なのかもしれないということだ。

彼女が言うには、私はICUでは、自分が行うことではなく目にするものについて話すべきであり、さらには家族と膝を交えて話し合い、彼らの優先事項を把握してそれを忘れずに覚えておくべきだという。なぜならそういう部分にこそ、私は集中すべきだからと。

トレモンティは宗教についても患者に尋ねると——「あなたは物事を科学的に考えるタイプですか？　それともスピリチュアルに考えるタイプ？」——家族とともにその点を突き詰めていくという。「そのあとで家族に訊くのです。自分が知って得たことをベースにして、『実現を望んでいるもの、恐れているもの、避けたいものはなんですか？』と。彼らの答えがなんであれ、それが取っ掛かりになります。有益な手がかりになりうるのです」

この手法は、私がこれまで与えられてきた、実態とずれていて不自然だったワークショップの台本よりも、大いに自分の性に合っているように思われた。彼女がさらに話を続けた。

「誤解されていることはたくさんあって、医学には絶対にできないようなことも、できると思われています。患者がケアの目標として死なないことだとか健康になることを挙げた場合には、もっと現実的な目標にするよう、話し合う必要が出てきます。何が人をやる気にさせるのかを――そこにその人の人生観が現れるものですが――理解できれば、そういった人生観を利用して、より現実的で論理的な計画を思いつけるのです。

抵抗されたり、筋が通らないような判断を家族がしようとしていたりしたら、そのときこそ口を挟まねばなりません。『この判断をするにあたって、何を参考にしましたか？　私には理解できない部分なので、教えてください』と。

医者が望む判断を家族がしようとしない場合には、私たちは家族に対してデータや科学知識をどんどん突きつけますが、実はそんなことをしても彼らの判断に影響はまったくないのです。家族と接した私の経験で言うと、彼らの九九パーセントはスピリチュアルな領域に基づいた判断をしているので。おそらくは神様からのお告げを待っているのでしょう。ですから家族に対しては、『どういうことなのでしょうか?』と訊いてみてもいいのです。そうすると彼らは、ヒントのようなものを与えてくれるかもしれません。『もし彼の心臓が止まったら、それは十分に生きたと、神様が仰っていることなのです』などと。そう聞かされればこちらとしても、『実は私たちも同じように考えていました！　では彼の心臓が止まったら、それがあなたたちの求めていたお告げなわけですから、そこでおしまいとしますね』と言えます。ＤＮＲ（蘇生処置拒否）が得られたわけです」

カーペンターとトレモンティと話した結果、コミュニケーション能力によってＩＣＵでの厳しい状況を和らげられるという点に対する懐疑心は、少し弱まった。質問の訊き方ではなく、正しい質問をすることのほうが重要だという確信が得られつつあったからである。

一連の話から、脳卒中や外傷によって重度の脳損傷を患った人が訪れる、スタンフォードの神経集中治療部でのケースを思い出した。患者の多くは、脳を損傷しているものの体は健康なため、ケアの目標についての話し合いは生きながらえることに関するものにはならない。なぜなら、生きながらえる可能性は高いからだ。むしろ彼らが重点を置くのは、許容できるＱＯＬの程度の判断である。「彼女は介護施設暮らしは絶対に望まないでしょう」とか「彼は自分の知性と自立心を重んじていました」などと言ってくる患者家族に対して、私たちは死についての明言は避けながら、「彼らを自立できる状態にまで持っていくことは、私たちにはできません」と自信たっぷりに告げるのである。そうするとほとんどの家族にとっては次の段階がかなり明確になり、誰もが安息に焦点を置くことになるのだ。

それでも、死のジレンマを言葉の問題に絞ってしまうのは安易すぎるように思えた。教わったコミュニケーション能力を積極的に使う必要が医者には依然としてあるし、ある時点で方針が転換される可能性や、緩和ケアが人間らしく前進する唯一の道であると受け入れる必要が患者家族にも依然としてあるのだから。言葉というあと一つのことを試しさえすればどの患者も良くなるだけだと私たちが望んでも、現実のギリギリのところで踏みとどまっているお互いの難しい状況は、どうしても解決できないものなのである。

死のジレンマは、終わりが近いことをうまく説明する力を医者につけさせることで対処できるようなものではない。瀕死の患者に対するデフォルトの対応がさらなる治療を行うことという医者の場合は、すべての命は救えないことや、非常手段が必ずしも自分たちが望むほど道徳にかなっていないかもしれないという考えを受け入れる必要がある。さらなる治療を強硬に求めることで、医者は逆説的に、一部の人を健康から程遠い状態にしてしまっているのだ。

死に至る道は、かつては教会関係者――聖職者やラビ、イマーム〔イスラム教の導師〕――が導くものだった。それが今では、負担が増大したソーシャルワーカー、ローテーションを組んで対応する臨床看護師、そして患者家族が医療に関する専門用語を理解できないことがわかっていない医師に導かれている。さらには、宗教団体やその権威は死をはっきり受け入れる傾向にある一方で、終末期の会話に曖昧な表現を持ち込んで、本能的に死をはねつけてしまう医者が多すぎるのだ。

これは単純な解決策では対処できない、生物・心理・社会（BPS）に関する複雑な問題である。それなのに、私が話を聞いた専門家たちが、医者を訓練してコミュニケーションの達人に育て上げられれば死のジレンマは消えてなくなると言わんばかりの様子だったのには、少しまごついた。キャッチフレーズや記憶術やワークショップは、上っ面をなぞっているにすぎないのに。

それでも、緩和ケアの専門家、人類学者、患者、同僚らと会話を重ねた結果、何かもっと手に負えないものが明らかになっていた。患者に残された時間の中で、患者や家族と予後について話したり希望を探ったりしていたときも、やはり問題の核心を避けている気分になったのだ。医者が回りくどい表現をするせいで、患者、家族、医療従事者全員をジェットコースターに乗せたまま降ろすことなく緩和ケアの実施について話しながら、その一方で小さな改善を喜んだり、新たな医療機器の導入を次々と持ちかけたりと、矛盾したことを行っていたのだから。死のジレンマに直面している双方にとって、誰もが避けたがる重要な問題に向き合い、最期を迎える恐怖を深く掘り下げるタイミングだったのである。

医者の目から見ても絶対に治らないとわかるほど、たくさんの潰瘍に蝕《むしば》まれている患者がいても、私たちは前へ進み続ける。医者としての自らの失敗を認めたり、すでに重症疾患になったことに打ちひしがれている家族と向き合ったりするのを恐れながら。創傷《そうしょう》・潰瘍は重力によって骨部分が皮膚へ引っ張られたところに生じるもので、それによって血流が減り、皮膚細胞が死に至る。最終的に潰瘍は皮膚を完全に侵食し、さらに脂肪組織、筋肉、骨を次々と蝕んでいく。末期の潰瘍は、小型の地雷が爆発して深いクレーターを作り出したように見えるほどになる。

それでも私たちは歩みを止めない。機械や装置をどんどん送り込み、希望と祈りをさらに抱き、そして苦しみも増やしながら。

このやり方しか、私たち医者は知らないのだから。

すぐに終了するスローコード

私たち医者や看護師は蘇生術はいつでも行うものだが、患者が手遅れな状態の場合は、すぐにそうだとわかる。そのような状況になると精神的苦痛が生じて、心が蝕まれる。緩やかな死という害悪に自らが加担しているとみなしてしまうのだ。命を救うことのできない機械につながれた患者が、痛み、苦しみ、不安を感じながら、ゆっくりと死に向かっていくのだから。

医療における英雄的行為を連想させるコードブルーが、ICUで瀕死の患者に適用される場合は、患者に危害を加えないというヒポクラテスの誓いを断腸の思いで裏切るものになると言える。胸部圧迫の痛み、大声で指示が飛び交うカオスな光景の苦しみ、命が消えかけていく中で体に挿し込まれる針や管の異常さといったものは、私たち医者の多くにとっても対処するのがあまりにも過酷な状況だ。そこでICUチームが考え出したのが、死を恐れる患者に対して〝あらゆる手を〟尽くしても百害あって一利なしという、倫理的に問題ある状況への回避策だった。

そういった回避策の一つが〝スローコード〟である。これは、バイタルサイン（生命兆候）を失いかけている患者自身の希望や家族の要望によって、〝あらゆる手を〟尽くすことが求められている状況を指す。病院や部署（場合によっては同僚）によって、その意味する内容は異なるかもしれない。私が救急医療士だったときには、スローコードなどというものは存在しなかった。どのようなコードだろうと熱心な対応がされて、心臓を再び動かすために胸部を叩くと肋骨にヒビが入ったものだった。というのも、そのような行為がうまくいく可能性を判断する時間もなく、私たちは現場に駆けつけるや車から飛び降りて、急いで作業に取り掛かっていたからである。

ところが、コードについて予測や予想、思い悩む余裕がある病院では、スローコードの意味は様々だった。看護師はすぐには応援を求めないかもしれず、コードブルー・チームはそれほど素早くは駆けつけない可能性があり、胸部圧迫は血液を心室から押し出すほど強くは行われないかもしれないことを意味したのである。

この一〇年で、規則が変わった。多くの病院で、ＣＰＲは有益ではないというプロとしての合理的な判断がされた場合は、たとえ家族から要請されても、医者は胸部圧迫を行わないという決断を下すことが認められている。私がスタンフォードにいたときは、フルコードの患者にＣＰＲは必須かどうか担当医ごとに発言が違っていたので、まごついた。必須と言う者もいれば、そうではないと言う者もいたのだ。規則はさておき、ＣＰＲを差し控えることは議論を呼ぶものであり、行わない理由を説明しなければならない状況で苦しむのを避けるため、多くの医者は仕方なくスローコードをすることになる。そこで私たちは〝あらゆる手を〟尽くしたことを記録に残せるよう、代わりに形式的なＣＰＲを行うのだ。これは患者にとって必ずしもトラウマにならないわけではなく、私たち医療従事者が精神的なダメージからわが身を守るためだけのものと言えるだろう。

ただ、昔からの習慣はなかなか抜けないものだ。私は最近、死産した子に蘇生処置を行っていた。無意識のうちにへその緒を切って、生気のないその赤ん坊を保育器へと移したのだ。自分のチームが手順通りに、赤ん坊の脛骨への穿刺《せんし》、気管へのプラスチックチューブの挿入、小さな胸部の圧迫という〝新生児蘇生〟を、チームワークをきちんと発揮して行えるように。言うまでもなく、その子が息をすることはなかった。息をするつもりもないようだった。だが救急科は、どんなに困難な状況にも対応することになっている。それでも私は、二日間眠れなかった。〝赤ん坊、男性99〟に対して、混乱をもたらしてしまった罪を感じたためである。

患者と家族が抱える死の恐怖や、医療チームが抱える失敗への恐怖に対して、医療産業はどこまでそれらに応えた動きができているのだろう。自分たちの周りにあるテクノロジーはどれも、私たち医者が自らの限界について必ず交わす会話を先に延ばし、顧客満足度を確保するための手段にすぎないのか？

人工呼吸器のイノベーターとして大きな影響力を持つアーサー・スラツキーに、テクノロジーは恩恵よりも不利益をもたらしてきたのでしょうかと尋ねてみた。彼が言うには、人工呼吸器そのものが問題なのではないという。命を救っているのだからと。だがその使用に関しては思慮深さと賢明さが必須であり、呼吸不全の場合は、人工呼吸器がなくては死んでしまうという人たち全員に見境なく使うべきではないという。人工呼吸器が死を食い止めるだけでなく、ＱＯＬの向上ももたらすことができる、呼吸不全の患者に使うべきであるとのことだった。

ここにきて、自分が何もかも間違っていたのではないかと思い至った。私のキャリアは死を防ぐことに重点を置いていたが、それは命を救うことと同じではないのである。

救急医療について医学生に教える際、私はアデノシン三リン酸（ＡＴＰ）に関する講義から始める。酸素とブドウ糖（グルコース）を代謝させることで生成されるＡＴＰは小さな分子ながら、化学成分を調整する力を細胞に与える。この化学成分がなければ細胞は破裂し、臓器は機能を停止して、体は死んでしまう。

救急科でのすべての治療――静脈内注射、除細動器、抗生物質、吸引カテーテル、その他あらゆるもの――は、細胞による適切なＡＴＰレベルの維持が目的だと、私は医学生に話す。酸素とグルコースを細胞に送り届けられないと、それでおしまいなのだから。私たちの負けとなるのである。

ただ、命を化学反応とみなすようなこの観点を伝えるのは、体の臓器を一度に一つずつ救おうとする専門家よりもはるかに有害だ。命を救おうとする私たち医師の熱意によって、臓器を生かし続ける化学反応を促すことのできる技術革新がもたらされたのであり、今やどの臓器に関しても、対応する薬や機械が存在している（複雑すぎて模倣が難しい肝臓と、当然ながら脳は除く）。救急医療やＩＣＵでは、問題解決のために道具箱にある薬や装置の利用方法を必死に見つけようと、検査結果や放射線スキャンに対して頭を働かせる。だが一旦手を止めて、患者本人のことをよく見たり、患者の人となりを考えたりすることはあまりないのだ。

私が抱えている恐怖ははっきりしてきた。死のジレンマは少なくとも一部は自分の責任だった。患者が死を恐れるのと同じくらい、私が失敗を恐れていたからだ。ほかの誰よりもＩＣＵジェットコースターの管理ができていると思っていたのに、実際はその電源を切る唯一の権限さえ持っていなかったのである。

つまり死のジレンマをもたらした責任を負うべきは、医者と家族の双方ということだ。テクノロジーに責任はなく、無実かつ必要不可欠な第三者であり、死のジレンマをもたらす愚かな厄介者たちによって問題があるように仕立てられたのである。エゴ、希望、凝り固まった考えのせいで私たちは判断が鈍ってしまい、機械に支えられた瀕死の患者に対して善意に基づいた行動を取るものの悲惨な結果をもたらし、その苦しみを終わらせる権限を与えられた者によって中途半端な状態にさせているのだ。

自らの医療能力を向上させたいという願望に目がくらんだせいでこの難題に陥ったわけだが、善意を忘れずにテクノロジーを利用しながらも、そのテクノロジーによって命を救える機会が訪れたタイミングは、きちんと認識できなければならない。馬が納屋から逃げ出してしまったと気づいたあとに、納屋の戸を改良する必要はないのだから。

解決策は、生命の意味をより深く理解することではなく、死を恐れる私たちの意識そのものに存在していたようだ。その意識を抱えながらも、命を救う医者として、私には人間の脳の扁桃体に打ち勝つような主張を構築する必要があった。死はいいものだという論陣を張る必要があったのである。

第三部

死を人生の一部として受け入れる

第七章　良い死とは――最期の迎え方

デフォルト選択肢《オプション》

まずは、車の大事故や重度の脳卒中などによって自分の意思を表明できなくなったときに、法律がどのようになっているのか見てみよう。そういう事態になった場合に私のような医者が頼りにするのが、生活の質か生活の量のいずれかに関してあなたに代わって判断を下す、代理人の法律上の序列だ。

私が働いているカナダのオンタリオ州では、あなたに代わって意思を表明できる代理人の序列のトップにはあなたの配偶者がいて、そのあとは両親か子ども、さらにはきょうだいが続く。そこからは、やや恣意《しい》的に親類がリストに入り、最後は政府が任命した公的後見人となっている。そう、生命維持装置を外すかどうかの判断を、政府の役人が決める場合もありうるのだ。

このことが意味するのは、自分の希望を伝えられなくなった場合に備えて、事前に代理人に知らせておく重要性である。「どんなに善意であっても、そのような終末期の判断を公務員にしてもらうことを望む人はいないでしょう」。そう語るのは、医療関係の法律を専門とするトロントの弁護士マーク・ハンデルマンだ。ところが、自らの希望が確実に知られるように事前に手段を講じた人はわずか二五パーセントしかおらず、担当医に話した人に至っては七パーセントだけだった。「健康でいる間は、重要なことには気づかないものです」と、ハンデルマンは続けて指摘した。「でも、そこが問題なのです。いつやって来るのかわからないのが、死ですから」

ハンデルマンが言うには、終末期における自身の希望については誰もが家族に話して、委任状や事前指示書、生前遺言状（リビング・ウィル）といった法的手段を通じて、代理意思決定者（一部地域では医療代理人）を指名すべきだという。「考えられる最悪のケースは、このような事態の備えが誰もできておらず、病気になった当人が最期の日々の過ごし方について、特に重要視していないとか考えを一切明らかにしていないというものです。家族にとってはものすごくストレスがたまることですし、まだ意識があるすべての人にとっては迷惑な話です」

考えねばならないことが山積したこのような事態によって、悲しみや不安が患者家族にもたらされるのを、私は毎週何度となく目にしている。彼らは奇跡を信じているとか、生命維持装置を外す判断は神の御心《みこころ》を妨げるものだと口にする。状況がのみ込めず、迫りくる死を受け入れようとしながらも、苦しみを覚える人も多い。

とりわけ胸が締め付けられるのが、患者と交わした終末期医療に関する話の内容を思い出せたらとか、よりどころにできる患者の希望が記された文書があれば、家族が下さねばならない決断は難しくはならなかったかもしれないようなケースを目にするときだ。

ただ、亡くなったあとのことに関してこのように前もって話をするのは、はっきり言って気まずい。そのため〝ザ・カンバセーション・プロジェクト〟といったウェブサイトでは、人生の最期に関する話題を両親やきょうだいや友人に対して切り出す最善の方法を授けている。自分にとって大切な人たちと難しい問題を話し合う方法を、動画やガイド、その他の資料を使って説明してくれるのだ。このプロジェクトが掲げているメッセージ――〝早すぎると思っても、いつかは手遅れになる〟――は、一八歳以上の人なら誰でも代理意思決定者になる選択ができることを意味している。

確定する――文書に残す

シヴォーンに初めて会ったのは、私が一六歳のときである。私は救急医療士になろうと燃えていて、そのような若者たちが集まる団体でリーダーを務めていたのがシヴォーンだった。厳しいが公平で、年下からは好かれなくても間違いなく尊敬されるタイプである彼女の指導下で、私はまだ高校生だったのに救急車のシフトに同行させてもらえた。そのシフトで彼女と組んだロージーも一緒だったときに、私は初めて死んだ人を見た。場所はトロント南東部の小さな民家の狭い地下室だった。その人の脈拍を戻すことに成功した瞬間に、私は絶対に救急医療士になると誓った。その女性が生き延びたのかはわからない。救急医療士としては、人が生きながらえるというのはあまりにも先の話なので、関心がなかったのだ。患者を生きたまま病院に搬送できたら、仕事を果たしたことになったのである。

長い年月を重ねるうちに、シヴォーンとは友人になった。トロントのビーチズ地区ではディナーやコーヒーをよくともにしたし、彼女の妻のリンダと飼い猫たちも紹介してもらえた。一緒に見つけたステーキハウスはディナーで利用するお気に入りの場所となり、その店で緊急時対応における武勇伝をお互いに披露すると、リンダは話に出てくる医学用語に必死についてこようとしたものだった。

現場で蘇生処置を指示するタイミングはシヴォーンも私も理解していたが、病院内で生じる死のジレンマがどんなに複雑なものなのかは、どちらもまったくわかっていなかった。しかも、自分たちが現場で救ったと思った患者が関係するケースが多かったのだ。ただ、その状況も、リンダが急速に進行する若年性認知症と診断されると一変した。

シヴォーンは早期退職してリンダの世話を休むことなくこなし、なおかつ高齢の退役軍人者用住居で暮らしている、妻に先立たれた父親の面倒も見ていた。リンダは数カ月のうちに介護施設に入らなくてはならない状態になると、それから二、三カ月で亡くなってしまった。社交的で優しく、元気いっぱいだった彼女があっという間にすっかり衰弱して、私がショックを受けてすぐのことだった。

リンダの死から数カ月後、シヴォーンと私は西部地区にあるダイナーで朝食をともにした。終末期のことや、リンダは重度の認知症で同意することができなかったために安楽死の有資格者になれなかったこと、そしてシヴォーンの言葉を借りれば、リンダの魂が体から去ったように思われてからも、細々と生きながらえている姿を目にするのがどんなにつらかったかを話し合った。

リンダの人間性が終わりを迎えたと思った日のことを、シヴォーンが振り返った。「あれは土曜日で、ニューヨークから来てくれた友だちのパティと一緒に見舞いに行ったときだった。〔リンダは〕もうかなり長いこと寝たきりで、目を開けて、はっとした息を大きくつくと、ものすごく驚いた表情を見せた。そのときに彼女の視線が虚《うつ》ろになって、八日後に亡くなるまで、ずっとその状態だった。リンダはあの瞬間に旅立ったとわかったの」

その後のことについても尋ねた。

「その瞬間のあとは、リンダの体、形ある肉体が死ぬのを待っていた。彼女の魂、精神、エネルギー、彼女を人間たらしめたもの——それらがどういったものであれ、天国へと向かっていった。その後の八日間は、彼女の体がそのあとを追うのを待っていたわけ」

シヴォーンは、愛する人が介護施設のベッドで八日間も細々と生きながらえる姿を見ているよりも、安楽死について話し合うという選択肢があればどんなによかったかと口にした。「脳が終わりを迎えてしまったら、もう救えるものはほかに何もない。だから、そういう事態になったときのことを、なぜ本人が事前に決められないのか。魂と精神がすでに旅立っているのに、生物学的に死ぬ運命にあるものを生かし続けて、資源を無駄にするべきじゃないと思う」

私としてはとてもよく理解できたが、医者としては、そのような要求に一体どのように対応できるだろうかと思った。魂が旅立ったあとに、体がそれに続くのを待っているだけという状況は、どうしたら自分にもわかるのかと、シヴォーンに尋ねた。

「私に訊いてもいいし、ＰＯＡ（医療委任状を持つ代理人）に訊いてもいい。みんなわかるはずだから」

リンダと父親が苦しんだ緩やかな死を、自分は経験したくないと考えていたシヴォーンが、用意していた封筒を私に差し出した。中に入っていたのは個人医療に関する委任状で、治療に関して下す判断の法的権限を、その書類の持ち主に与えるというものだった。そこには私の名前が印刷されていた。同封されていた事前指示書は管轄によってその内容は異なるが、要は命に関わる状況においてできることとできないことについて、医療提供者に制限を課す法的なツールである。侵襲的治療や痛みを伴う手術を望んでおらず、自らの意思を表明できないような場合に、自身の声の代わりとなる書類だ。蘇生処置を拒否するＤＮＲ指示書は事前指示書の一つで、内容はもっと簡潔であり、ＣＰＲや挿管といった事柄の指示についてチェック欄が設けられているものが多い。

リンダの衰えていく姿と一週間に及ぶ昏睡状態を目にしたシヴォーンは、自分の身に何か起きたときのために、指示書を用意しようと決心したのだ。「これ以上の処置は望みません」と言うことのできる、委任状を持つ人物を求めていたのである。

「あなたは私のことをよくわかっている」と言うシヴォーン。「医療のこともわかっているし、すべきこともわかるはず。それに、最後までぶれずにやり抜いてくれるはずだから」

二人で脂っこいベーコンエッグを食べながら話したのは、他者との交流や社会への貢献がシヴォーンの人生の中心になっていることだった。いつまでも呼吸させることが可能な脳幹ではなく、思考や分析を行って喜びを見出すことができる、もっと高度な脳機能が、彼女の人生の中心だったのである。

「最後の決断を下すのが、委任状を持つ代理人の役目なの」と、シヴォーンが話す。「それが理由で、きょうだいのショーンではなく、あなたを代理人に指名したわけ。あなたは私のことをわかっているし、似た者同士だから、あなたにはこの決断を下せると見込んだの」

ショーンは自身の信念をよりどころとするあまり、たとえ彼女の定めた明確な一線からは外れていても、自分自身が受け入れられるような判断を下すのではないかと不安に思っていたと、シヴォーンが打ち明けてくれた。「彼は父のことも旅立たせたいとは思っていなかった。でも私は代理人として、それが父の望みだとわかっていたから」

先の予想ができた私とは違って、ショーンは何をすべきかまったくわかっていなかった。その部分を頭で理解するのは、彼にとってはつらいことだった。ショーンは栄養チューブの挿入や抗生物質の投与を望んでいたけど、父の命を延ばしても意味はなかった。それがショーンにはつらかったし、これ以上何もしないのもつらく思っていた。父が旅立つときが来たという事実と向き合うのに苦労していたの。父にはもっと生きていてもらいたがっていたから」

　父親が腰の骨を折ったときが、本人が旅立つ決心をしたタイミングだったと、シヴォーンにはわかったという。回復手術を受けたものの、父親が麻酔から目覚めることはなかった。亡くなるまで、丸二週間を要した。「父が息を引き取るまで待たないといけなかった。〔脳幹最下部の延髄にある〕呼吸中枢が止まるのを、みんなでじっと待っていたの。まったく、あの脳幹ときたら〔長いこと待たせて〕！」と、彼女はあっけらかんに言うと、続けて甲高い声で短く笑った。暗い話題について話す救急医療士がよくやるように。

　父親のことでためらうショーンの姿を見て、自らの死が先延ばしされないような、確実な計画を考える必要性にシヴォーンは気づいたという。「心停止したガン患者がいた現場のことを思い出してね。家族はＤＮＲ指示書を手にしながらも、『私たちには心の準備ができていません。手を尽くしてください。蘇生をお願いします』と言うばかりで、私たちは首を振ったり大丈夫ですと口にしたりするしかなかった。でも父のときは、体の状態について判断するのは代理人である私だったから、幸いにしてショーンは口出しすることができず、すべては私の一存だった。そのときに、ショーンには私の医療代理人は務まらないと思ったの。自分がしてほしいという判断を下せるほど、身内の人間は客観的になれないと思う。身内は自分の価値観や意見や影響力を持ち込むものだから、ショーンに関しても、最期を迎える私のことを否定する気持ちと折り合いをつけようとして、私の苦しみを長引かせる恐れがあったというわけ」

シヴォーンの考えはまったくもって正しかった。ＩＣＵでは何度となく繰り返されている光景だが、患者家族は「母さんはこんなことを望んでなどいない」と声高に言う一方で、患者を旅立たせることはおろか、患者の希望に基づいた行動を医療チームにとらせる気にもなれないのである。患者本人が表明した希望に沿った対応がとれないと、医者は胸が張り裂けそうになるし、精神的に苦痛を覚える。それでも通常はＩＣＵ医は黙って従い、家族には現実と折り合いをつけるための時間を多く与えているのだ。「お互いを嫌っているとか尊敬していないというこことじゃなくて、自分の家族を選ばないことで、距離を置いた感覚が得られるの。ショーンには無理だけどあなたなら対処できる、客観性や思考プロセスがあるから」と、シヴォーンは付け加えた。

つまり代理人は不可欠な存在ではあるものの、代理人がいても絶対に大丈夫とは言えないということだ。もし代理人が考えを変えたら、慎重に検討した自分の希望は脇に放り出されてしまうかもしれない。「あなたなら、すべきことはなんでもすると、わかっていたから」と言うシヴォーン。「私がリンダと同じ状態になったら、アムステルダム行きの飛行機に乗せるとか〔オランダでは安楽死が合法化されている〕、私が死ぬために必要なことはどんなことでもしてくれるとね」

シヴォーンは救急医療士時代のある患者のことが記憶に残っているという。その患者にはDNR指示書があり、自宅で最期を迎える計画を立てていたのに、家族が救急を呼んだのだ。「救急車で搬送中に家族から、『駄目だ、こんな風に死ぬなんて心の準備ができていない』と言われると、彼らを諭そうとするけど、私は交渉して治療に制限を設けることにした。CPRは少し試してみますが、挿管はしませんとか。元々の計画からできるだけ外れないように、患者の希望を尊重しようという対話をしたものだった。

死に際に立ち会う人はほとんどいない。末期ガンになった人が自宅に帰って、書類も計画書も用意していても、その瞬間が訪れると家族はパニックになる。

最後の頃に担当した患者のことも忘れられない。キッチンから女性の声がしたのよ、『まだ準備ができていない』って。DNR指示書はもう用意してあったけどね。夫のそのときがついに来たと妻もわかったけど、気持ちの面で準備ができるまで、あとほんの少しだけ時間が欲しかったみたい。なんとも不公平な話よね?」

代理人を指名していて、最期の希望を記した指示書を用意している人が少ないことについて、シヴォーンの意見を尋ねた。

「人生の終わりについては、人々は徐々に自己決定を下すようになってきている。病院や介護施設にむしり取られて、細々と生きながらえる状態で、財産がゼロになっていくのは見たくないと思っているから。回復する望みがまったくないような場合には、自分を生かし続けるよりも慈善活動に寄付したほうが、お金の使い方としては価値があるでしょうね」

アナログ化――デジタル機器の代替としての緩和ケア

私は普段は時間に遅れるほうなのに、どういうわけか医学部に入った初日は早くキャンパスに着いたので、広い講堂の後方近くに座った。磁石のボールが空間を埋めていくように、学生たちによって講堂は徐々に埋まっていった。座席数に対する学生の割合が大きくなるにつれて、席に着く学生間の距離は少しずつ狭まっていった。

私の隣に男性が腰を下ろして、名前を名乗った。クリス・ブレイクという上品な感じの若者で、私より一〇歳ほど年下である。オックスフォードから戻ってきたところで、豆の缶詰ばかり食べながら、笑うことや喜びに関する修士論文を仕上げたという。それでもなぜか、人類学者という肩書を手にできたらしい。

クリスとは仲良くなり、しまいにはルームメイトになった。お互いに似たところはあまりなく、私は声が大きくて冗談が通じず、それでいて要領を得た男で、夜を徹してヘリコプターに乗ることができるなら、日中はどうとでも切り抜けられるというタイプだったのに対して、クリスは中立主義者で如才なく、何に関してもこだわりがないタイプで、腹を立てないことも難しくないようだった。

私たちは一風変わった二人組ながら、とてもウマが合った。彼のおかげで私は気持ちが落ち着き、私のおかげで彼は成長することができた。二人で暮らした家は有害なバイオハザード・ゾーンとして知られた。皿洗いも掃除もお互いにあまりやりたがらず、母親から注意されるほどだった。

そのような二人なので、医療の世界で正反対の道に進んだのも当然と言えた。彼はカナダでトップクラスのガン専門病院で緩和ケアフェローとなり、私はアメリカで最もお金がかかる（わけではない）病院でＩＣＵフェローとなった。

それでも情報交換はよくしている。というのも、仕事内容がものすごく似ているのだ。膨大な数の患者が自分たちの目の前で亡くなる仕事を、お互いに選んだためである。ただクリスは、死のジレンマを私のようにはとらえていない。彼の患者が緩和ケアコンサルトを受けるのは、重大な診断を言い渡されたり、症状に対して平和的な解決策を求めていたりしているときだ。クリスがＩＣＵに呼び出されることはめったにないが、それは彼の患者が大抵は、ＩＣＵレベルの治療はきっぱり拒否する事前指示書を持っているからである。

「自分の仕事で死のジレンマに出くわすことはない。だって僕の仕事では、生と死の間のよくわからない宙ぶらりん状態に陥らないように、事前に計画を立てる機会やアドバイスを患者に与えているようなものなんだから」と、彼は話してくれた。

クリスの説明によると、緩和ケアの以前のモデルでは、まずはガン専門医と外科医ができることはなんでも行い、手立てがなくなってから初めて緩和ケアに声がかけられ、患者の手を握ったりモルヒネを投与したりしていたという。だが、新しいモデルには違いがあった。今や緩和ケアチームは病気のかなり初期段階から患者と接していて、コーチのような人物が手配されると今後の流れを説明し、人生に喜びをもたらすものや重きを置いているもの、受け入れられないものなどの見極めをする手助けをしてくれるのだ。「治療が適切に成し遂げられることや、患者の目標がどの程度可能であるかといったことを一緒に探る長期的な対話を通じて、関係が深まっていく」とのことである。

緩和ケアの患者の中には、クリスの治療により病気が治って退院する者もいれば、亡くなる者もいるが、彼はそういった患者に付き添って、最期まで面倒を見続けるという。

「僕には、患者にとって何が良くて何が悪いかについての個人的な先入観があるけど、それは医者としての自分の経験や、治療を受けた患者家族の一員としての経験、それと自分の個人的な好みに基づいたものだと思う」と語るクリス。「でも、できるだけ先入観は持たずに接しようとはしている。それで何が得られるかは、個々人の人生観次第だけどね」

患者や家族から〝あらゆる手を〟尽くしてほしいと言われたときの彼の対応を訊いてみた。「まずはその理由を探る。どうしてそのようなことを望むのかと。それぞれの人生にあまり関わってこなかったとか、母親が直面している緩やかな悪化や苦しみを目にしていないのかもしれない。それなのに家族が顔を見せるなり、死なせないでほしいなどと言ってくるのは、寄り添ってこなかった罪悪感や後悔の気持ちがあるからだろう。一方で、これまでずっとそばにいた家族の場合は、『もう十分苦しんだから、旅立たせてあげて』と言ってくる。それか宗教的信仰に従って、『可能な限りあらゆる時間を神様のために与える必要があります。神様が奇跡を起こして介入し、この人が再び生を全うできるように』と言われるかもしれない。

そういった会話に心から関心を持って臨み、家族が技術的介入に望んでいることを理解しようと試みる。そうして初めて、彼らの不安に取り組むことができるんだ」

家族から言われたことを深掘りしたときの話もしてくれた。孫娘の誕生日など、ある決まった日まで生きたいとか、その日まではなんとか頑張りたい人もいるという。だが、彼らの状態の現実——外科的治療が不可能な腸閉塞症を併発した転移性乳ガンなど——がそれをどうしても許さないような場合には、あまりこのまま無理を続けたらＩＣＵ行きになってしまうと伝えねばならないときもあるとのことだ。

「そのレベルの治療を受け入れる人もいるけれど、受け入れられない人がほとんどでね」。クリスが受け持つ患者の大多数は、自分に死期が迫っているとわかっていて、そのプロセスを長引かせたくないと思っているという。そういった人たちは、吐き気の軽減、痛みの減少、楽な呼吸を重視しており、仲間と楽しい時間を過ごせるように、頭が混乱せずに不安が取り除かれる薬を求めるものなのだ。

たくさんいる自分の患者をＩＣＵ行きにさせない秘訣を訊くと、クリスは次のように話してくれた。

「正直に言うと、僕のアドバイスは彼らと一緒に過ごす必要があるということになる。時間は便利なものでね。ICUでは時間は多くはないけど、それでも時間こそが僕たちの最大のツールなんだ。僕はオンコールだったある週末に、かなり死期が近い患者を見舞った。彼女の酸素レベルがあまりに低かったから、治療チームは挿管を望んだ。彼女はフルコードでね。僕は息子さんと一時間ほど言葉を交わして、母親である彼女の人生や、彼女が大切に思っていることについて話を聞いた。教会の関係者で、自分を長生きさせるために神様が介入してくださるとずっと信じていた人だから、誰も彼女をDNRにはさせられなかった。だから息子さんに訊いてみたよ、医者にできることがもう何もないのがわかっても、彼女はそれでも神様の介入を待ちたいと思うのでしょうかと。

彼はこう答えた。『いいえ、母は人工呼吸器につながれることは望んでいませんでした。それだけはどうしても望まなかったのです』と。だから僕がフルコードからDNRに変えると、やがて彼女は息子さんに見守られながら安らかに息を引き取ったんだ」

患者が旅立つ許可を家族に与えるだけでいい場合もあると、クリスは言う。「明らかになった新情報について家族に尋ねて、もし患者がその情報を知ったら、元気だった頃に口にしていた希望を変えるだろうかと訊いてみる。すると、今の会話を患者が聞いていたら、ICU行きも、避けられない結果を先延ばしにするテクノロジーも望まないだろうと、ほとんどの人は答えるんだ」

　その話を聞いて思い出したのが、患者がＩＣＵというジェットコースターに乗っているときに私がよく口にする、かなり役立つフレーズの一つだった。「今日は昨日とは違います」である。患者の状態は良くなったり悪くなったりと一進一退で、その様子を目にする家族からも、「この前は元気だったのに」と言われることが多い。もう見込みがないと思った患者が元気になった姿を見ると、医者としてはプライドが傷つくかもしれない。それでもこのＩＣＵジェットコースターは止まることがないから、しまいには私に打つ手がなくなって、希望に満ちた家族に対して「今日は違います」と告げることになるのである。

　患者相手に使っているというグラフを、クリスが描いてくれた。横のＸ軸が〝時間〟、縦のＹ軸が〝質〟というもので、生活の質と量の両方を示す曲線の下のエリアは、誰もが多く求める部分である。だがこのグラフは、どれほど長く生きられるかを示しているだけではない。ある時点では、Ｙ軸のマイナス部分に曲線が入るかもしれないのだから。

「マイナスのＱＯＬはあると、僕は強く信じている」と、クリスは口にした。

　ＩＣＵでお互いに目にした、悲惨な〝マイナスのＱＯＬ〟について話していると、高校時代に見学した水処理施設の話を彼がしてくれた。「そのときに案内をしてくれた担当者は、処理工程の最終パートを受け持っているとのことだった。例えば歯科医が開業して薬品をシンクに捨てたら、その担当者はそれに気づくし、ずっと遡っていって、どの排水口かまで特定できるそうだ。ＩＣＵもそれに似ているよ。君がその水処理施設なのさ。医療制度で問題が生じたら、いずれは君のところまでたどり着く。だから君自身が遡っていって、問題を直すことができるんだ。時間があればだけど」

ＩＣＵから遡って、死のジレンマの根本的な原因を突き止めてほしいと、彼に頼んだ。

「社会は人生の一部としての死との関わりを絶ってしまったから、死は誰にでも訪れるもので、誰もがよく考えて備えるべきであることを、人々に思い出させる必要がある。インドのケララでは、終末期の人たちのケアを行うボランティアを州全体に派遣した結果、死や死に方に対する人々の意識がとても向上したそうだ」

クリスは将来に対して希望を抱いていた。緩和ケアは専門分野としてはまだまだ若いが、良い死を必要とする人は誰でも受けられるようにすることを望んでいるハングリーな分野であり、現在進められている教育やサポートのおかげで、その未来は明るいという。機械によって生かされ続けることを望む人は少なくなるだろうといい、理由としては代わりに緩和ケアを選ぶ人が増えて、おそらくそのほうが長生きできてより良い生活を送れるからとのことだ。

「僕たちの世代は、苦しんで死ぬ親たちの姿を見ているから、終末期に対する緩和のアプローチは今後はもっと受け入れられていくと思う。死がかつてのように異質で変わったものではないというレベルへと、文化や社会を動かすことになるんじゃないかな。蘇生処置についての患者に話すと、『実は父がそれを受けるのを見たんです。あれは自分にはやってほしくありません』と言われることが多い。それでも、流れを遡るようにして働きかけなくちゃいけない。彼らが人工呼吸器につながれてしまったら、機会が失われたことになるんだから」

死を受け入れるように全員を説得することはできないと、クリスは強い口調で続けた。「死を絶対に受け入れないという姿勢が明らかな患者はいたし、自分たちは選ぶ権利を持っているという認識が患者側にある限りは、僕が彼らに望んでいるような死を全員が手にすることになるとは思えない。それでも、説得できる人がほとんどだけどね」

自分には説得力があまりないと思うと、彼に明かした。ＩＣＵベッドに横たわる、愛する人が直面している現実をまだ受け入れられない強硬な家族に対して、屈することがよくあると。

僕たちの仕事はそこが違うと、クリスが指摘した。「僕は彼らの命を救おうとはしていない。僕は彼らの命を救うに値するものにしようとしているんだ」

方針の転換――旅立たせる方法

人が急激に、また思いがけなく病気になったり、具合が悪くなっても自分が死にかけていると理解する時間がなかったりした場合には、ケアの目標を話し合う時間もないことが多い。こういった予想外の緊急事態に見舞われると、救急への通報ののちＥＲへ搬送され、蘇生担当の救急医療士、看護師、医者が、徐脈《じょみゃく》（遅い心拍）や低酸素血症、臓器不全に素早く対応する。

このような対応を行わないことが、はたして可能なのだろうか。確かにほとんどの場合においては、死期が不意に迫った人を救うためにあらゆる手段を講じるのは、極めて正しいことである。私も救急医療士や医者として、医療技術を迅速に活用して数多くの人命を救ってきた。脈を正常に戻すとＩＣＵへ送り出し、チームの面々とよくやったとハイタッチしたものである。

だが今の私はＩＣＵ勤務なので、こういった成功した蘇生処置の結果を目の当たりにしている。目を覚まさない患者、脆弱な血管に輸液ポンプで注入できる以上の薬を必要とする患者、人工呼吸器が送り込める以上の空気を弱った肺に送る必要がある患者たちのことだ。

それこそが、ランディ・ワックスが私にこの専門分野に進むよう勧めたときに褒めそやした、ＩＣＵ治療の一部である。つまりは蘇生と緩和の共存だ。救急科の医師や救急医療士と同様に、集中治療チームも人命を救いたいと思っている。私たちは、どういった展開になるのかわからないまま、下の階〔ＥＲ〕が始めたテクノロジー中心の積極的な処置を続けることが多い。だが時間が経つにつれて、先行きはかなりはっきりしてくる。患者は好転するか、さらに悪化するかのどちらかだ。後者になった場合が、蘇生から緩和へと考え方を変えるタイミングである。つまり、方針を転換するのだ。

私が〝方針を転換する〟という言い回しを初めて耳にしたのは、カナダのノバスコシアだった。救急医療士は介護施設に駆けつけては、転んだとか熱が出たという、体が弱った認知症の一〇〇歳の老人を病院へ運んだものである。一言で言うと、これは痛ましい。患者が揺れる救急車のせいで痛みと混乱に見舞われ、うるさくてせわしないERで体のあちこちを突つかれたり刺されたりされるのは、救急医療士の目から見ても拷問だ（介護施設からERへ搬送されると、血液検査と頭部のCATスキャンを受けさせられるのはまず間違いない）。救急医療士は、患者が持ちうる目標について家族に伝える際の言い方を工夫するが、伝えた内容によっては方針が転換される場合も多い。患者は病院へ搬送されず、自宅のベッドで安らぎを得た状態で治療されることになるのだ。

ICUでも方針は転換される。私たちは成功を目指して、蘇生処置には全力で取り掛かる。ところがあるタイミングで、患者が好転しないとか、これ以上よくならないのが明らかになるとあきらめてしまうが、そのようなことは口に出さない。加えるものが何もなく、数字もすべて狙った方向を示していなくても、家族に対してはそのあたりのことはうやむやに話す。最初は控えめに「うまくはいっていません」と言うが、このことが予示しているのは「私たちの治療に対して彼女は反応を示していません」ということで、予想として「本人が望むことをお考えになられたほうがいいでしょう」と伝えて、最後はマイクを置くように、「残念ですが、彼女が目を覚ますことはありません」と告げるのだ。この内容を目にしてわかると思うが、こういった会話は緊張に満ちたものになる。家族は医者の言うことに納得できず、弁護士は裁判に訴える。判事は裁定を下して、誰もが上訴する。

めったにないことではあるが、こうした決裂は信じられないほどの不利益をもたらす。そのため私のような医者は、患者と医者の関係におけるこのような悪化を細かく調べて、技術や科学の限界の現状をより良く伝えることに全力を注がねばならない。根拠情報に基づく（エビデンス・インフォームド）戦略をコミュニケーションに組み込んでも、解決策にはならない。家族は私たちと折り合って、こちらの言い分を――耳にするのがつらい内容でも――率直に聞く必要があるのだから。

勘違いしないでほしいが、こういった難しいやり取りはうまくいくことも多く、家族は自分たちの望みと瀕死の身内の希望を天秤にかけて、終わりが近いことを理解する。蘇生から緩和へと方針を転換すべきと家族が判断すると、私の仕事も同様に変わる。回復する見込みがなく、重症疾患に苦しむ患者が、最期のときまで苦痛や不安に悩まされないようにするのが、私の責任となるのだ。

ＩＣＵジェットコースターの〝降り方〟

ＩＣＵジェットコースターの降り方はいくつかある。一つ目は、あらゆる限りの薬や電気ショック、胸部圧迫を施されても全力で反応した末に、心臓が音を上げるというものだ。じきに蘇生チームはもう十分に手は尽くしたと判断して壁の時計に目をやると、そそくさと出ていく。二つ目は、脳は血液が入り込めなくなるまで大きく膨らむが、そうなると脳死（つまりは死）と宣告されて、首から下のあらゆるものを支えている機械がなんであれ、それらのスイッチを切る予定が組まれる。三つ目は、人生において関わりのある人を指名して書類を託し、何よりも機械につながれないようにして、息を引き取るまでクリス・ブレイクのような医者に症状緩和処置や気持ちを落ち着かせる治療を施してもらう。そして四つ目は、あなた（それかあなたの代理人）が方針を転換して、快適な状態（おそらくは昏睡状態）を保ってもらい、そのうちに機械が外されて自然に息を引き取るのだ。

ＩＣＵ患者が安らかに息を引き取れるようにするコツについて、友人たちと話した。この業界にいると、こういったこともラテを飲みながらするものである。ある友人の話では、不安を軽減するプロポフォールという鎮静剤を処方する前に、局所麻酔薬のリドカインを注射して血管の感覚をなくすという。昏睡状態ではない患者の場合は、プロポフォールが留置針《りゅうちしん》〔血管内に留置できる注射針〕から入ってくると焼けるような感覚がするとのことだが、昏睡状態の患者の場合は頭の中でどのような反応が起きているのかは誰にもわからないため、先に血管を無感覚にしておくというわけだ。別の者が提案したのは、看護師が見つけてくれたらグリコピロレート（グリコピロニウム）を注射するといい、これは唾液を乾燥させて、喉が鳴る音――俗に死前喘鳴《しぜんぜんめい》と呼ばれる、患者家族が嫌がる音――を防いでくれるという。コーヒーテーブルを囲んだ私たちの誰もが、この件を真剣に考えていた。生から死への移行を痛みのないものにしたいと望んでいるからである。患者と、愛する人の最期の瞬間までじっと付き添っている家族の双方のために。

　これは最近の話だが、夜勤のために午後五時にＩＣＵ入りしたところ、「ああ、来てくれて良かった」と看護師長に声をかけられた。聞けば、家族が全員集まった結果（飛行機で駆けつけた者もいた）、患者が〝中止〟を望んでいるという。私が人を殺すのが得意だと評判になっているせいだ。ただ、穏やかな死について私以上に関心を持っている者がいるなら、それは私の同僚の看護師たちである。

　私が人殺しだというのは、必ずしも正確ではない。少なくとも、正しい法律用語ではないのは確かだ。私たちは〝医者語〟――二重結果の原理という倫理原則――を用いて、すべきことをしている。不安や痛みの軽減、呼吸困難の緩和、息切れや息苦しさの防止を目的として、麻酔剤や睡眠薬を処方しているのだ。だがこういった薬は、血圧や呼吸速度の低下という、重症患者に一線を越えさせかねない組み合わせにもなる。患者の優先事項は延命よりも安息であるという原則に基づいて、私はこれらの薬を処方しているため、患者も副作用には耐えられるのだ（副作用が望ましいとさえ言う患者もいるかもしれない）。二重結果とは、処方した薬によって死期が早まる可能性があっても、その目的が安息を与えるためなら認められるということである。

　これは事実上、クリス・ブレイクが緩和ケアで行っていることと、このあとで紹介するアシュリー・ホワイトが安楽死の提供者として行っていることの中間に位置するものだ。

　あるとき、私と組んできたベテランのＩＣＵ看護師が、枕の調節やシーツの交換の際に患者の体の向きを変えてはと、状況を一歩前進させる提案をしてきた。体を少し動かしただけでも患者の容体が急変しかねないのを承知の上でである。「どうして苦しみを長引かせるのでしょうか？」と口にしたその声のトーンは、ベテランのＩＣＵ看護師しか持ち得ないものだった。激痛に苦しむ患者に緩和ケアを施すという判断が下されるや、医学は科学を脇へ追いやる。最近の私たちが新たに強く注目しているのが、ＩＣＵで末期を迎える患者とその家族についてだ。かつての〝用意するだけ〟という、（技術的にではなく）基本的に安楽死させるための強力な薬の処方が、方針が転換されると、患者とその家族にとって社会経験へと変わっていくからである。

このように、クリスの患者や、安楽死を選択した者がその死に際して時間と場所、それに流す音楽を選べるのと同様に、人々もＩＣＵでの息の引き取り方に関しては以前よりも自らコントロールできるようになっている。問題は、ＩＣＵは一番いい状況でも非常に忙しく、私たちの大半は自分たちが望む形で患者の死に向き合う時間を取れないことだ。

だが、それも変わりつつある。

苦しみに向き合い、患者、家族、ＩＣＵスタッフ間の関係を育むための終末期における考え方の一つに、最期の願いを叶えるというものがある。

私が学んだマックマスター大学の集中治療専門医にして科学者、そしてＩＣＵの伝説的医師であるデボラ・クック率いるカナダのセント・ジョセフ・ヘルスケア・ハミルトンのチームが考え出したのが、〝3《スリー》ウィッシーズ・プロジェクト〟だ。最期の日々を意味ある思い出にすることで、死の悲惨さを少しでも薄められればという意図の下、このプロジェクトは死にゆく者に敬意を払い、ギターによる即興の歌の集いや患者の愛犬によるお見舞い、音信不通だった親戚との再会などのイベントを通して、家族の悲しみを和らげる手助けをしている。結婚式を病院に移して行った人もいれば、芸術的な形見をこしらえた人もいた。

私が電話をかけたとき、デボラはディナーを作っている最中だったが、それでもこのプロジェクトが誕生した経緯について話してくれた。

「終末期ケアからは何かが欠けているという認識がありました」とのことで、死を否定する精神（エートス）が多くのICUでは依然として根強かったという。「自然死を遂げるという、長いこと人間性の一部だったエートスが、実は現代のICUではあまり見られないのです。だから私は、人間性を取り戻す手助けをしようと思い立ちました。何かが欠けていたので」

このプロジェクトを調べた調査員たちが、末期患者七三〇名の家族および介護者に、プロジェクトに関わった感想について聞き取りを行ったという。「病床において、心のこもった行動が伴われた、概してシンプルな身振り、優しさ、励ましが、遺された人たちに安息をもたらしています」と、デボラは語った。

過去七年間で、七〇〇名を超える患者による三四〇〇件の願い《ウィッシュ》のほぼすべてが叶えられた。それぞれの願いは五ドルほどしかかからず、お金がまったくかからないものがほとんどで、二〇〇ドル以上のものはないという。

デボラは、死ぬことをこれほど困難にしているテクノロジーそのものを称賛した。「テクノロジーはほとんど衰えることなく刺激的な形で進化を遂げて、うまくいけば不利益よりもメリットの方が大きい、介入の新たな可能性を作り出しました。現代医学という刺激に満ちた道のりにおいては、総合・全体的治療のホリスティック・ケアとの共存がありましたが、その理由は重病の場合は人間性は必ずしも顧みられないからです」と、彼女はゆっくりと口にした。「この3ウィッシーズ・プロジェクトが掲げているのは、ヒューマニズムの大切さ、瀕死のICU患者に対するケアに重きが置かれること、そして重病になる前の彼らを忘れないことです。特にICUは、技術的に過酷な環境になりうるので」と、デボラ。「結局のところ、何よりも重要なのはシンプルなものという場合が多いのです」

安楽死とその限界

医者や看護師が患者の命を救おうとしているのか、それとも旅立たせようとしているのかを患者が思い通りにコントロールすることと、前向きな気持ちで自分の命を終わらせるように求めることは別物である。二〇〇〇年にオランダが初めて合法化して以降、安楽死は世の中に浸透し、九つの国の司法がこれに続いた。アメリカの九つの州とワシントンDCもここに含まれる。
どんなことでも請け負うカナダの地方医師の一人であるアシュリー・ホワイトは、小さな町と小病院の間を精力的に動き回って、トロントの北およそ三時間のところにあるアルゴンキン州立公園のすぐ南に住む田舎の人々に、必要な治療はどんなものでも行っている。赤ん坊を取り上げ、麻酔を投与し、安楽死を提供しているのだ。町の診療所、予約のいらないウォークイン・クリニック、ボトックス・クリニックで、一次診療と救急医療の両方を手掛けている。

アシュリーと私は医学部の同期生だ。二人とも高齢者クラブに所属していたが、これは入学したときにはどちらもすでに三〇歳近かったという意味である。しかもお互いに、医学部に入る前から経験を積んでいた。私は救急ヘリに搭乗し、彼女はアフガニスタンのカンダハールで保健衛生に従事していたのだ。同地で彼女は道端に仕掛けられた爆弾に吹き飛ばされそうになったことがあったが、それでもオタワの連邦公衆衛生庁の官僚主義に対する不満は限界に達するほどだったという。医学部へと逃れてきた彼女は、緊急の改革と勇気ある行動を必要としている、破綻したシステムを変えられるような大きな力を医者として持つことを、私と同じように望んでいた。

戦場で吹き飛ばされそうになった体験は、時間に対する意識を変えるに違いない。アシュリーは医学部で目の当たりにしたあらゆる不公平を、すぐさま行動に移すことを必要とする喫緊の問題ととらえたのだから。配慮に欠けたり特権を振りかざしたりする同級生にはすぐに注意し、人生で一日も働いたことがないのに、裕福な家庭環境のおかげで恩恵を得ている若い医学生のことはその場で叱責した。そういった振る舞いのせいで周囲から浮いた存在になっても、迷いなく行動する彼女のことが、私は気に入った。

さらに重要なことには、アシュリーの意見は中途半端なものではなく、常に正しかった。それらが幾度となく的を射ていて感心させられたし、彼女と私の意見が異なることはほとんどなかった。ただ、私は態度が曖昧で、強硬には言い立てず、考えを述べても彼女ほど効果があったかどうか疑わしかったのに対して、アシュリーは自分が信じることを露ほども疑っていなかった。私は彼女のことを心から尊敬するようになり、少しでも見習えたらと、日に日にその思いを強くしていった。

卒業後は交流が途絶えた。彼女が出産したことに加えて、地方での仕事は基本的に一週間毎日、一日二四時間のオンコール状態だったからだ。それでも私は電話をかけた。今やアシュリーは安楽死に関する専門家となっていたからである。カナダでは安楽死のことを医療幇助死(メディカル・アシスタンス・イン・ダイイング)、通称ＭＡＩＤ《メイド》と呼ぶ。アシュリーと私が卒業した直後にＭＡＩＤはカナダで合法となったが、合法化されたからといって異論がないわけではなく、いまだに簡単には行えない。

アシュリーが地方での研修医生活を終えて故郷のオンタリオ州バンクロフトに戻ったとき、数百キロメートルに及ぶ田舎道の近くで生活している人たちが頼りにできる医者は、彼女を含めてごくわずかわずかだった。ＭＡＩＤを手掛けている者は一人もいなかったため、彼女は独学で覚えた（文字通りグーグルで調べた）。ＭＡＩＤの有用性を目の当たりにしたアシュリーは、尊厳死を必要とする患者のところまで、今では何時間も車を走らせる。人を殺す技術も独学だったが、これは一週間にほぼ一回の頻度で行使している。

　病気が体に負担を強いても症状を最小限に抑えてくれる、クリス・ブレイクのような緩和ケア医がいるのに、ＭＡＩＤが必要である理由をアシュリーに尋ねた。

「生き続けることは害にもなる」と、彼女は答えた。「死のプロセスで見出すのは死そのものではなく尊厳であり、大事なのは死ぬ行為ではなく苦しみから解放されることなの。家族や患者にとって一番難しいのが、私が彼らに対して『残念ですが、不適格です』と言わなければならないケース。『本当に？　一カ月後にまた来てくれる？』と、それでも彼らは言ってくる。死ぬことに対して、それはもう必死だから。でも、どちらか一方だけというわけではなくて、私はＭＡＩＤを行うけど、緩和ケアもしている。両方とも選ぶことは可能なの。緩和ケアがうまく進むと、ＭＡＩＤはすぐには必要なくなることもある。ただ、緩和ケアにできるあらゆることをもってしても、あまりに苦しいというときは訪れるものだけど」

　転移性肺ガンになった五〇代の男性のケースを、アシュリーが話してくれた。ガンは脳と肝臓にまで広がっていて、担当のガン専門医からは治療選択肢はもうないと言われたという。死ぬ以外に道は残っていなかったのだ。男性はアシュリーに連絡を取ると、手を貸してほしいと頼んできた。

「彼から連絡があったので、私はこう答えた。『あなたにはMAIDと緩和ケアの両方を利用できるようにします。あなたは有資格者なので、〔命を絶つ〕決心がついたら連絡してください。ただ、そのときのあなたの心身が問題のない状態になっていなければならない点はご理解願います』と。とてもはっきりとね。

すると数カ月後に連絡が来て、その男性が混乱状態に陥っていると、在宅看護師の一人が教えてくれた。そこで診療所に来るように伝えたら、彼は来てくれたけど、自分がどこにいるのかも、私が誰かもわかっていなかった。完全に手遅れだったの。私がその人の妻に『もう手遅れですね?』と訊いたら、彼女もそうだと答えた。だから私は、彼が命を絶つのに手は貸せないと告げなければならなかった。私にできる最高の緩和ケアを行ったけれど、それでも彼は苦しんだり倒れたり引きつけを起こしたりと、ありとあらゆるひどい事態に見舞われている。それは本人が望んだものではなかったし、私が望んだものでもなかった。でも、MAIDの事前指示書を禁じる現在の法律では、彼は有資格者ではなかったから。

私が数カ月前に彼の希望を登録できなかった理由とは、一体なんなのか? 今の彼は哀れな状態になって死に瀕しており、もう旅立つときだと、全員の意見は一致している。それなのに私は処置を行うことが認められておらず、そのせいで彼は苦しんでいる。こういったケースは、何度となくあった。私に連絡してきて、命を絶つのに手を貸してほしいと頼んでくる人たちは、その決断を軽々しく下してはいない。はっきりとした意思で、随分前からそう決めていたの」

安楽死を求める患者についても話を聞かせてもらった。

ガンの診断が酷いものだったからというのが一般的な理由だが、進行性の神経疾患の場合もあるという。歳を重ねていて自立心があり、トイレや食事といったことを他人に頼るのを不安視している人が多いとのことだ。

病気が再発した結果、治療ライン〔ガンの治療の順番のこと〕の最後まで到達したので、もう終わりだと言われた人もいるという。普通はガン専門医はそのようなことは口にしないが、言うときもある。看護師や医者はなかなか言おうとしたがらないため、患者自らこの結論に達することも多い。

アシュリーは患者に関するファイルによく目を通してから本人と会って、自分に助けを求める理由を話し合うという。「事情はよくわかっているけど、本人が自分の言葉で語るのを聞く必要があるから。

当然ながら、話は人生の目的についての本当に素晴らしい内容にまで広がって、子どもの頃まで遡り、素敵な言葉で語られるその人の生涯を耳にすることになる。そこまで聞けば大抵はもう十分だけど、正式な審査を行うときもある。このやり取りは普通は家族を安心させるものになるから、詳細についてはあとで彼らに伝えるの。

最期の場所はどこにしたいか、どんな音楽を流したいか、誰がいてほしいか——そういったことを聞いたあとで、私は次のように説明する。『私が当日にご自宅まで出向いたときも、注射器を使う直前までは、あなたはいつでも考えを変えることができます。ですが、私が手技を一度始めたら確実に死がもたらされるので、もう後戻りはできません。やがて明かりが落とされて、とても穏やかでリラックスしたあなたの姿を、誰もが目にすることになります。それから私が別の薬を注射すると、あなたは深い昏睡状態に陥ります。そのうちに呼吸が止まり、心臓も止まるのです』と。

当日は、ぐずぐずと時間はかけることはしない。家に入っていって少し言葉を交わしたら、『では、今から私に旅立つ手伝いをしてほしいですか?』と声をかける。すると例外なく、こう言われる。『ええ、準備はできています』って」

キャンセルすると言ってきた人は?

「一人もいない。みんな心の準備ができているの。死にかけていて、死ぬ心構えができている。私が自分のことを人殺しだと感じない理由は、依頼してくる人は誰もが死に瀕していて、みんな旅立つ準備ができているからなの」

アシュリーはMAIDを提供するカナダ初の医者の一人で、MAIDの熱心な推進者でもあり、死に際して助力を求める人たちとその理由に関する情報を把握している。この点は、避けられない結果を家族が受け入れている一方で、細々と生きながらえているICU患者に関する情報を私が把握しているのと同じだ。穏やかな死を求めるアシュリーの患者と、〝あらゆる手を〝尽くすことを求める私の患者との違いを尋ねてみた。彼女の答えは当然のように思われたが、それでも驚かされた。

ＭＡＩＤを希望する人は、そうしない人よりも教養が高く裕福で、都会に住んでいる傾向が強いという。「そういう人たちは対人的資源をかなり持っていて、権利や選択によってもたらされる自らの経験に対する洞察力もある。人生において主体性を持っている人たちにとって、死ぬことを選ぶ経験とＭＡＩＤは完全に一致するものなの。一方で、最後の最後まで蘇生処置を声高に求める人たちは――それもコントロールの形ではあるけれど――そのコントロールは今までに経験したことがないものなのかもしれない。貧困とは選択肢がないことを意味するから、社会経済という視点で見てみると、ＩＣＵで身内に苦痛を与えている人たちは、当然とも言える多くの理由で制度に対して不信感を抱いている。医者のことは、自分たちの愛する人を追い払いたいだけだとみなしているとかね。今の立場に至るまで必死に努力を重ねてきた人たちは……必死に頑張ってきたから、そのまま闘い続けたいと思っている。それから神を信じている信心深い人たちに関しては、何かをコントロールした経験が一度もないのに、なぜ自らの死はコントロールしたいと思うのか？　それこそ、大いなる力に任せればいいのに」

つまり、主体性を携えて人生を生きていくことと、死の哲学を携えて生きていくことは強く結びついているわけだ。

多くの人に安らかな死をもたらしてきたアシュリー自身の経験に基づいて、ＩＣＵ医が死のジレンマを軽減できるアドバイスは何かないかと、彼女に尋ねた。コーヒーや紅茶を飲みながら家族と話し合いをするのが、彼女の進め方だという。「家族の話に耳を傾ける必要がある。それによって患者自身の人間性が見えてくるから、医者がその人の人生の奥行きを認めて、『〈患者である〉ご家族のことは一人の人間として見ています』と告げると、何が問題なのかという共通の理解を基に事を進められる。それこそが人間性よ。だから、『私はこの患者を人として見ていますし、この人が存在する意味や、あなた方にとって大きな存在であることもわかっています。ただしもう先は長くなく、これから行うことは本人に苦しみを与えて、生き返ることがないのもわかっているのです』とあなたが言えば、大きな成功が得られるわ」

アシュリーとはＭＡＩＤの今後についても話したが、ＭＡＩＤは合法であるほかのわずかな国でも厳しく制限されている。利用しやすくする必要性（アシュリーは人間の権利としてＭＡＩＤの利用の拡大を推進している）のほかにも、彼女のような医者に規制をかけている、制限が厳しい法律についても話し合った。ＭＡＩＤに関する致命的な欠陥は、ＭＡＩＤを行う時点で利用者は気持ちがしっかりしていて見当識が保たれており、心身とも問題のない状態でなければいけないという制限がある点だと、私たちの意見は一致した。

制限のせいであまりに多くの人が焦っていると、アシュリーは言う。「『細々と生きながらえるくらいなら、楽しい時間を手放すほうがいいです。タイミングを逃して生き続けることのほうが怖いので』と言われるの」

これにはゾッとしたが、理解もできた。そういうことはよくあるのかと尋ねた。

「ずっとよ、もう本当にずっと。自分で判断を下せないようになったときのために、人生を終わらせたいという考えを主張できるようになるべきね。そのためには、ＭＡＩＤを事前指示書として問題なく使えるようなエコシステムが必要になる。認知症の場合は、これはとても意義深いものになるわ。『体が丈夫でも心が駄目になったら、私を旅立たせてほしい』と、あまりにも多くの人に言われるの。長期療養施設には、その場にいるのはもうごめんだと思っているような人たちが溢れている。患者の家族が話してくれたけど、椅子に座っている身内が一日中よだれを自分の体に垂らしている姿を目にして、胸が痛んだとのことだった」

話は臓器提供へと移ったが、ＭＡＩＤの利用者による申請がどんどん増えているという。

「臓器提供や細胞組織提供は、本当に都会的なものね」と、アシュリーが言う。「エリート意識のせいよ。都会に住んでいないと、外科医も手術室も、おいそれとは利用できない。都会と田舎の差は大きくて、自宅で死を迎えて、提供基準をクリアできるというのは特権なの。私たちはどのケースでも移植ネットワークに連絡するけど、自分たちがいるところは都会からあまりに離れている。患者のほとんどは臓器を提供したいと思っていても、そうするには、ここから二時間はかかる病院に入らなければならないから、提供するのはやめるわけ。より大きな善のために貢献したいけど、彼らにとっては自宅で亡くなることのほうが大切だから。でも、もしそれが簡単にできるようになったら？　そうしたら、『ええ、いいですよ、私の臓器を持っていってください。私が何も感じないようにすることだけは忘れずに』という感じになるわね」

瀕死であるにもかかわらず、法律の制限のせいで安楽死の恩恵を享受できない人たちの運命についても訊いてみた。

「ある男性からメールが届いて、湖に入って溺れ死ぬつもりだと書かれていた。だから救急に通報しなくちゃならなかった。報告するのが私の義務だから。結果が安楽死と変わらないのははっきりしていても、その体験たるやまるで正反対と言える。自殺で死ぬ際に本人が被る苦しみは、とてつもなく耐えがたいものよ。それに、遺された人たちの気持ちも異なる。ＭＡＩＤに立ち会った家族は、思っていたよりもはるかに心地よさや安らぎが感じられたと口にするの。自殺するという連絡を受けたときの心境は、私にはわかるけど——子どものときに二度、大人になっても二度経験したから——自殺はトラウマになる。意識が落ち着かなくなるから。あれもできたのに、これもできたのにと考えてしまって、誰であってもものすごいトラウマになるのよ」

法律はいつか変わると、アシュリーは思っている。必要条件は緩和され、本人の価値フレームワークがどのようなことを生きるに値しないとみなすにせよ、体の機能が失われたりした場合には、あとから安楽死ができるように事前指示書を持つことが認められるようになると。だがその日が来るまでは、自らの最期を究極的にコントロールしたいと考えているすべての人に対して、彼女は法律で許された範囲の中で安楽死を提供し続けるのだ。いつの日にか、安楽死はＩＣＵで私の道具箱の一角を占めているかもしれない。

多くの人にとって安楽死とは、人生の終わりに近づいた人たちに対して医者が推奨する、痛みの回避方法である。衰えることを恐れる患者は、これぞ現代医学とされるような施設や機械は避けて、管理された死——必ずしも早期の死ではない——を代わりに選んでいく。クリス・ブレイクと緩和ケアの同僚らが取り組んでいる方法のように、自身のコードステータス〔心肺停止時の患者の希望〕の宣言や、自分が希望する治療方針の選択を行わなければならないといった軋轢《あつれき》が生じない、妥協案が見つかりさえすればいいのだが。もしくは患者自身の人生観を反映している、愛情のこもった決断を愛する人たちのために下すことを、私たちが（シヴォーンのような）意思決定者に任せられればいいのだが。

第八章　死後の生――臓器提供の遺産《レガシー》

生の遺産

私がジャーナリストとして初めてインタビューを行った人物の一人が、元教師のヘザー・タルボットだ。ヘザーはどの親にとっても最悪の悪夢と言える経験をした。彼女の家にお邪魔した際にキッチンで紅茶を飲みながら、わが子が亡くなった日のことを鮮明に語ってくれた姿は忘れられない。

ある日曜日の早朝、ヘザーは玄関のベルの音で目が覚めた。「窓から外を見て、『あらやだ、パトカーじゃないの』と思いました」。玄関ポーチに立つ警察官が言うには、息子のジョナサンが家からほんの数キロ離れたところで交通事故に遭ったという。

ヘザーが飛び乗ったパトカーが向かった先は地元病院の外傷センターで、そこのＩＣＵ医のデイモン・スケールズに対応されたとのことだ。「ジョナサンは重度の脳損傷で、治療は不可能だと、その医者に言われました」と、彼女が続けて言った。「あくる日には、同じ医者からジョナサンは脳死だと告げられたのです」

自分の息子が臓器提供を望んでいるのか、ヘザーは知らなかった。「ふっと思いました、『臓器提供のことを医者に訊かれるの？』と」

だが、ジョナサンの妹は知っていた。二人で運転免許証を取りに行ったとき、ジョナサンは臓器提供意思表示欄に署名していたのである。

家族やラビ、それに病院で臓器提供を担当する看護師と話し合い、ヘザーはジョナサンを臓器提供者にしようと決断した。彼のおかげで四人の命が救われるという。

ヘザーが決断する際に重要な存在となったのが、この臓器提供担当の看護師だった。ほとんどの病院には、臓器提供に関する話し合いを専門に担当している看護師チームがいる。私の勤める病院では、この件について家族と話し合うことを認められているのは、そのような看護師だけだ。何百時間にも及ぶ会話のシュミレーションや、臓器提供に関する様々な宗教的・文化的見解についての講義といったコミュニケーションの特別訓練を受けていて、臓器を提供するという決断を家族にさせるべく、全力を尽くしている人たちである。

私はＩＣＵでの研修時に臓器提供担当の看護師数名と組んだことがあったので、オンタリオ州大手の臓器提供機関トリリウム・ギフト・オブ・ライフ・ネットワークに正式なインタビューを行いたいと思ったときは、その看護師たちに取り次ぎをお願いした。ヘザーに話を聞いた数日後、今度はパム・ニコルソンと電話で話した。

パムは一〇年にわたって臓器提供担当の看護師を務めていた。自分の仕事は、ベッドで寝ている人がしたであろう決断を家族が下すお手伝いをすることであり、家族を説得して臓器を提供させることはそうではないと、彼女は慎重に指摘した。ほかの選択肢に対する理解と、患者が望んだと思われる検討プロセスを導く手助けを、家族に対して行っているだけだという。

「私は、臓器を待っている人たちの声でもあります。彼らに代わって私たちが声を上げなければ、ほかには誰もしないでしょうから」。パムが働くオンタリオ州では、臓器移植の待機リストには一五〇〇人が名を連ねているが、命を救う移植を受けられずに三日に一人は亡くなるという。アメリカでは一〇分に一人のペースで国の移植待機リストに名前が増えていく一方で、一日に一七人がそのリストから亡くなっているとのことだ。

家族にプレッシャーはかけず、それでいてできるだけ多くの臓器提供を促すという緊迫した状態を、臓器提供担当の看護師は慎重に避けているようである。この分野に携わる専門家たちは、悲しみに暮れる家族を苦しめて大衆の信頼を損なうことがないよう非常に用心しており、トリリウム社のCEOと広報部長に話を聞いて同社の狙いを明らかにしようとした際も、独特の落ち着かなさは感じた。

パムは私の質問に対して、かなり率直に答えてくれた。「私たちは皆さんに、悔いのない正しい判断をしてほしいと思っています」

パムが教えてくれた統計データによると、臓器提供を選択した家族はその判断を後悔しておらず、提供を断った家族はできることなら過去に戻って判断を改めたいと思っていた。彼女には、都市伝説を打ち破るような専門知識も豊富にあった。驚くことに、個人による臓器提供を禁じている主要な宗教は一つもないが、移植を正当化する理由の中には、かなり独創的なものもあるという。

人々が臓器提供を断る主な理由は、愛する人の希望を知らなかったからだというのが、パムの見解だ。ただ、臓器提供者として登録しても、そのうち五人に一人は身内によってその希望を覆されており、これは患者が自分の考えを家族に話していなかったためによく起こることだという。それにより、患者の希望を尊重したいパムのような臓器提供担当の看護師と、主張を貫いて貴重な臓器を無駄にしてしまう家族との間で、ちょっとした対立が生じるのだ。

私が現在勤めているカリフォルニア州では、臓器提供を希望する患者の事前申告を家族が拒否することは、法律で禁じられている。そのため病院側は遠慮なく臓器を摘出できるわけだが、このことは当初は私も不快に感じた。あるケースでは、家族が外科医に対して摘出の差し止め命令を得ようとしたが、裁判所は病院側の立場を取った。私が訓練を受けたオンタリオ州にも似たような法律があり、患者が臓器提供者になる希望を登録している場合は、家族の同意がなくても臓器を摘出することは可能としている。ただ、この法律が適用されることはほとんどない。家族が患者の希望に賛成できない場合は——これは全体のおよそ二割を占めるが——臓器提供機関は臓器提供に対する大衆の信頼の低下を恐れて、ニュースにならないよう手を引き、臓器も希望も見送るのだ。

この〝家族の拒否権〟のジレンマは臓器提供の専門家たちを悩ませており、この問題にどう対処するかいまだにコンセンサスを得られていない。家族を困惑させてでも患者の希望を尊重するのか、それとも秩序が乱れないように苦悩や摩擦を抑え込むのか。

ジョナサンの母親のヘザーに関しては、後悔は一切なかった。「臓器提供によって、息子の気持ちを尊重して、あの子のことをいつまでも忘れないという新たな目標が、私の人生に芽生えたからです」。わが子の臓器によって救われた四人の命について話しながら、彼女はそう口にした。自分の子の悲劇的な死からもたらされた善について話すことで、彼女が慰めを見出しているのが、私にも見て取れた。ヘザーの目にあった輝き――それは、苦しみを乗り越えようとする意志の表れだった。

パムと話したときも、その声には強い意志が感じられた。穏やかかつ雄弁な口調だったが、必死さもかすかに感じられたのだ。毎日仕事に出かけて、脳死状態となった一〇代の子の親に話しかけ、検査やドナーの選定が行われるまで貴重な臓器が損なわれないことを必死に望む日常とは、どのようなものなのだろうと想像してみた。人々に知ってもらいたいことはほかに何かありますかと、パムに尋ねた。

「自分の臓器を天国まで持って行かないでください」と、彼女は訴えた。「下界の私たちがそれらを必要としていることは、神様はご存じなので」

死者のドナーの規則《デッド・ドナー・ルール》を始めとする、臓器提供のおかしな部分

パム・ニコルソンの話を聞いたあとでは、臓器提供に関わる機関は、待機リストをできるだけ短くするために最善を尽くしていると思うかもしれない。ところが実際のところは、臓器提供を制限する規則がいくつか存在するのだ。

臓器提供機関は、臓器提供システムに対する大衆の信頼を何よりも重視しているが、これは当然と言える。医者がある人の臓器を体から取り出して、ほかの人の体に移してきた五〇年の間には、移植に制限をかけようとした団体もあったし、クリスチャン・バーナードの例にならった和田医師のケースのように、殺人罪に問われた人もいたからだ。

臓器提供における絶対的な規則の一つが死者のドナーの規則《デッド・ドナー・ルール》で、心臓や肺といった生命の維持に欠かせない臓器が摘出される際は、ドナーである患者はその前に死亡が宣告されなければならないとする、一見するとごく単純な方針である。息をしている人の臓器を医者が摘出することはないという信頼感を大衆に広めることを目的としたこの規則は、移植そのものと同じくらい昔から存在している。

ところが、このデッド・ドナー・ルールをより詳しく見ていくと、臓器提供が行われるより先に死んでいなければならないという考えに、あらが出てくる。実際のところは色々な意味で、心臓を提供するには死んでいなければならないという概念は齟齬《そご》が生じているのだ。

この規則のおかしさを例示してみる。ドナーの有資格者と宣告されたのに、脳死の厳格な基準に合致していない患者は、心臓が完全に五分間止まるまで、生命維持装置を外された状態で、生きていなければならないのである。この五分間というのは、心臓から酸素がなくなるには十分な長さであり、心臓移植が不可能となる場合も多い。外科医は低酸素症の影響を受けやすい臓器から順に摘出していく――最初は肝臓、次は肺、それから腎臓。まったく申し分ない状態の臓器がゴミ箱行きになる、奇妙な展開が繰り広げられることがある。生命維持装置のスイッチが切られると、すぐ止まる心臓もあれば、何時間も動き続ける心臓もある。私も判断には自信があるほうだが、心臓が止まるまでにかかる時間の予測はあまり得意ではない。カナダでは二時間がリミットと考えられている。生命維持装置が外されてから死亡が宣告されるまでにそれよりも長い時間がかかると、すべての臓器が回収不可能とみなされる恐れがある。遺産《レガシー》が無駄になるのだ。

しかも、このときに失われるのは臓器だけではない。家族は悲劇に見舞われながらも、臓器提供という目標を心の支えにしてきた。それなのに、他者を救うとされた臓器が使用に適さないとみなされて、打ちのめされるのだ。愛する人の死を二度も味わうようなものである。

さらに安楽死の場合は、患者の自律性を巡る問題が起きていた。管理された方法による死を決断した多くの患者が望むのは、自分の臓器が他者を救う機会が得られることだ。ところがこれは、臓器摘出による死を意味する。手術室に入って全身麻酔をかけられ、できる限り新鮮な臓器を摘出してもらって死を迎えるというのは、カナダの現行の法律では認められていないのだ。私が働く病院では、全入院患者のおよそ一パーセントが臓器提供者となるが、これはカナダにおける安楽死による死者数の割合とほとんど同じである。つまり安楽死を選んだ者全員が自らの臓器を提供することができたら、長い待機リストに載せられた、臓器不全で瀕死状態にある患者のために使える臓器の数は倍になるのだ。現在では多くの患者が板挟み状態になっていて、自らが望む死と臓器提供が可能となる死のいずれかの選択を強いられている。

私はイアン・ボールに電話をかけた。ＩＣＵ医で、『ニューイングランド医学誌』においてデッド・ドナー・ルールに反対した臓器移植の専門家である。この規則を疑問視したことを新聞記事で非難されたため、イアンはこの件に関する私とのやり取りが記録されることをややためらったが、執筆内容を伝えると、自分の主張の正しさを説明できる機会として受け入れてくれた。

二〇一七年一一月、イアンはトロントで行われた救命救急の専門家学会に参加した。ブレックファスト・セッションのときに参加者の一人が立ち上がって、こう問いかけた。「デッド・ドナー・ルールを再検討するべきではないでしょうか？」

「シーンと静まり返りましたね」と、イアンが話してくれた。「まさにピンが落ちる音が聞こえるぐらいに。パネリストもみな押し黙りました。客席にいた人たちが忍び笑いをすると、その男性は腰を下ろして、あとはもうそれっきりだったのです」

ところが一年後の同じ学会の場で、デッド・ドナー・ルールが再び取り上げられたという。「挙手を求められると――この規則は再検討するべきか？　という点について――半数の人が手を挙げました。それで私は、人々が関心を寄せていて、話し合いたいと思っていると感じたのです」

この規則の考えそのものは、対応すべきドナーよりもレシピエントのほうに関心を注ぎかねない担当医から、ドナーを守るためである。だがイアンは、このようなレベルの保護の必要性を疑問視していた。「目の前にいる患者の希望よりも、会ったこともない人の要求を優先させるものでしょうか？　これは、ＩＣＵ入院期間中の医療費の返済など、他の利益相反を無視する、極めて保守的な考え方です。不自然な概念であり、人々を納得させる一方で臓器には害をもたらします。人が亡くなるのを長いこと待っていては、臓器が提供に適さなくなりかねません」

この点は、いくつかの臓器移植患者用のＩＣＵで働いた私の経験とも一致する。新たな臓器を得た患者が合併症にかかっても、外科医は「驚くことではない。臓器があまりよくなかったんだ」といったことを口にするのだ。以下の話は移植医が陰で教えてくれたことである。酸素を豊富に含んだ血液を各臓器へ送って、最後の最後まで血液を供給し続ける――つまり、生かし続ける――心拍がある状態で手術室入りした脳死のドナーの臓器と比べると、最初に心臓を止めなければならなかったドナーの臓器は質が劣るとのことだ。

「そういった意見が出てくるのは理解できます。大衆の認識を大いに気にかけているからです」。だが、現代のこの社会において大衆がデッド・ドナー・ルールを受け入れているとみなすのはパターナリスティック（上から目線）だと、イアンは示唆した。確かに、一般の人々を対象にした臓器移植全般に関する調査では、透明性と安心感への配慮がある限りは、臓器の手に入れやすさや安全性を向上させる対応を、多くの人が支持している。

「デッド・ドナー・ルールは時代遅れです」と、イアンは主張する。「大衆が私たちを信頼する必要があるのと同じくらい、私たちも大衆を信頼する必要があります。人々は横のつながりが増えて意識も高まっており、あらゆる情報を求めているのですから」。ここで念のために記すと、私も彼の意見には全面的に賛成だ。もしも自分が今にも死んでしまうという状況になったとしたら、他人の命を救う絶好の機会なので、まだ生きている温かい体から心臓を取り出してもらいたいと思うだろう。

安楽死の合法化により、デッド・ドナー・ルールの改定が急がれた。カナダの法律では、安楽死を受ける場合は薬剤の投与による死でなければならないとされているが、要はまだ息がある間は臓器の摘出は認められないということである。この規則は意味がないと、多くの人が主張している。いずれにしろ死ぬのだからと。

イアンが話してくれたのが、安楽死後に臓器を提供したいと考えて来院した患者の件だ。事はそううまくは運ばなかった。

「安楽死では通常は動脈カテーテルを使わないので、患者は脈がなくなると死んでしまいます。でもこのときは、臓器提供機関が動脈ライン〔動脈内にカテーテルを留置すること〕の確保を求めてきましたが、22／10にまで下がった血圧は、あまりに長いことそのままの状態だったため、外科医は臓器を取り出せませんでした。取り出せるタイミングが失われたからです。ただ、臓器はそのまま駄目になります。致死量の薬剤を大量に投与したばかりなので。ですから、〔そこから五分間も〕待たされるというのは、愚の骨頂なのです」

それ以来、彼の勤める病院では似たようなケースがあると、塩化カリウムを処方して心臓を麻痺させているという。患者がすぐに亡くならなかった場合に強いられる待機状態、それと失望感を防ぐためだ。同様のことを行っている病院はごくわずかながらあるとのことだが、規則からは大いにかけ離れた処置である。イアンは次のように話した。「薬剤師からの反発は大きくて、『こんなことをしては駄目です。人を殺してしまいます』と言われます。『それこそが狙いなんです』と言い返していますが。苦しまない安らかな死と、質の高い臓器を提供できる最高の状態を、患者は望んでいるんですから」

血圧が22／10でも生きていられるとは、医学部で習った覚えはなかった。通常教わるのは、心臓収縮期の血圧が50以下だと拍動は触知できないということである。救急医療士時代に現場で蘇生を試みたあとの血圧がこれぐらい低かったら、私なら死亡を宣告しただろう。家の中で安楽死を行うアシュリー・ホワイトが死亡を宣告するときと同じで、頸動脈の脈がないのだから。ただ、病院での安楽死の扱いが異なることについては、アシュリーもイアンも偏りがあると考えている。

臓器提供に関しては、理解に苦しむおかしな規則はほかにもある。患者かその家族が生命維持装置の取り外しを承諾するまでは、ＩＣＵ医は臓器提供の話を持ち出してはならないとする規則もその一つだ。だが、臓器提供の資格があると認識している患者や家族は少ないので、生命維持装置を外す判断を下す際には、ほかの人の命を救う機会があることも検討材料にしたいと望む人は多いだろう。

イアンが例を挙げてくれた。「生命維持装置を取り外す判断がなされるまでは、臓器提供の話を持ち出すべきではないと、臓器提供機関は強調します。でも、その判断を下す際に時間をかけている間にも、患者が肺炎や合併症を患って不適格者となってしまう恐れがありますし、臓器提供の話をあとから持ち出すと、家族にはこう言われてしまうのです。『臓器提供が可能なことを、どうして三日前に知らせてくれなかったんですか！　提供ができるのなら、装置を外す判断をもっと早く下せたかもしれないのに』と。これは難しい状況です」

このパターナリスティックなアプローチは、当然ながら患者を守るためである。だが実際のところは、患者の自律性を低下させている。この規則は、人は他人を救うためだけに死を選ぶ可能性があることを暗にほのめかしている一方で、そのような機会が、テクノロジーに補助され続けるリスクとメリットを伴う、複雑な意思決定プロセスの正当かつ妥当な一部分になりうることは無視しているのだ。

患者の方から先に臓器提供の件を持ち出した場合は、この件を話し合っても問題ないと主張する人もいるが、それでは安楽死提供者のアシュリーが話していた、患者自身が持つ特権や主体性の差という点に戻ってしまう。臓器提供について訊いてみようと考えるのは、教養が高く裕福で、サポートのある患者が多いからだ。

極端な例では、デッド・ドナー・ルールを回避するためなら労を厭わない医者もいた。患者が生きたままICUから手術室へ運ばれて肝臓の葉《よう》や片方の腎臓を摘出されるケースがあるが、これは息のある患者の場合は許容範囲だ。手術によって死がもたらされないからであり、その後は生命維持装置を取り外すためにICUへ戻されるのである。患者の自宅で安楽死を行うために医者が麻酔をかけて意識を失わせても、その後に病院へ運ぶまで心臓を動かし続けた例もあった。

新たなテクノロジーの登場により、臓器の摘出を行う外科医の元に運び込まれるまでの遺体の扱いにも変化が生じている。二〇二〇年の初めにアンドリュー・ヒーリーというカナダ人医師が、四八歳のハンチントン病の男性に自宅での安楽死を認める一方で、家の前には救急車を待機させた。自宅で死亡が宣告されると、医療チームはその男性をストレッチャーにうつ伏せに寝かせて、肺の気道を確保する器具を口に取り付け、その状態を保ったまま救急車に乗せると、亡くなったばかりのその男性を手術室まで運んだ。死亡時刻から、肺が冷生理食塩水で洗浄されるまでにかかった時間は六二分で、それから一五時間以内に、男性の両方の肺は末期の間質性肺炎を患う六八歳の女性へと移植された。三一日後、この女性は無事退院した。

たまたま私の友人が、このときに男性を病院まで搬送した救急医療士の一人だった。運んでいたのが遺体だったにもかかわらず、自分のキャリアにおけるハイライトの一つと感じたとのことで、人の死に意義をもたらす機会は刺激的かつ新鮮だったという。ただ、厄介な面もあり、遺体を救急車で運ぶのは法律で禁じられているため、必要な許可を事前にすべて取得するのにかなり苦労したのだった。

このケースは画期的ではあるものの、適用されるのは肺に限られていて、自宅で安楽死が行われても、ほかに摘出される臓器は一つもない。しかも、この方法の普及は遅々として進まず、初めて行われた二〇二〇年にカナダでほかに実現した例は二件にとどまった（公正を期して言うと、最初のケースの実施直後に新型コロナの流行が始まった）。

救急科で死亡を宣告された人による臓器提供に関するほかの動きとして、臓器提供という選択肢について家族に話が持ちかけられるまでの間、臓器を臓器維持装置につないでおく手法がある。先に挙げたカナダの安楽死のケースで用いられた肺保存技術と同じく、この試みは、私だったらモルグ行きと判断していたであろう患者たちから、目覚ましい結果をもたらしている。私が勤める病院では全家族の三分の二が移植に同意し、そのうちの一七パーセントにあたる患者の肺は臓器提供に適していて、肺の提供を受けたレシピエントは全員が無事退院となった。

この試みの鍵となるのが体外技術で、肺を臓器維持装置の人工肺につなぐことで、呼吸をしたり灌流《かんりゅう》〔臓器や組織などに薬液などの液体を流し込むこと〕を受けたりすることが可能となるのである。血液ガス測定によって肺の機能が評価され、その時点で移植用として肺を使うことを認めるか不適格として拒否するかの判断が下されるのだ。

臓器移植技術の進歩を調べていくほど、気分は高揚した。臓器移植という〝命の贈り物〟によって実に多くの命が救われ、移植に成功する技術の強化は進む一方なのだから。

死者が本当の意味で死んでいる理由を科学的に説明して私を心から安心させてくれた、小児ICU医にして臓器移植専門家のソニー・ダナニに再び連絡した。このときの電話のやり取りでは、死に瀕した人々のことを特に取り上げた。デッド・ドナー・ルールについて、彼の意見を聞きたかったのだ。私はこの規則を理解するのに難儀していたが――定義の解釈の問題のように思えたからだが――もし私が瀕死の状態だったらすぐさま行動に移して、自分の臓器に全力を発揮させて他人の命を救いたいと思っていた。ところがソニーは、またしても私を驚かせたのである。

「その考えに反対はしません。時間が経つにつれて、このデッド・ドナー・ルールが変わっていくとは、私も強く思います……ただ、今の自分にそうする心構えはあるか？　答えは『ノー』です。信頼がやはり一番大事だと思いますし、デッド・ドナー・ルールに対する信頼は本当に重要で、これは大衆の信頼だけでなく医療における信頼も関わってきます。この会話を始めることは恐れていませんが、慌てて取り組むのはやめておきましょう。

　この規則をきちんと機能させることは、それほど大きな問題ではありません。私たちには素晴らしいテクノロジーと手術法があり、移植が可能な状態になるまで体の外で臓器を蘇生させる体外技術もあります。つまり、デッド・ドナー・ルールの廃止を求めるプレッシャーは弱まっているのです。一方で、大衆がこの件の理解を深めるにつれて、意思決定プロセスにおける自らの自律性を求めるようになっています。『私が問題ないと言っているのに、この自分の臓器を提供できないなどと言ってくるのは、どこの誰なのか？』と。そのため、自律性について誰もが知っているようにする方法を見つけることができたら、それが鍵となるでしょう。それに、科学的知識も重要です。回復する見込みがまったくなく、死ぬときは本当に死ぬということを示せれば、心臓が完全に止まるまで五分間待つという条件は無視できるかもしれません。血圧が下がりすぎたせいで心拍が失われたら死が訪れると、一〇〇パーセントの確信を持って予測できるのですから。つまりデッド・ドナー・ルールは、ほぼデッド・ドナー・ルールとなるかもしれないのです」

　今後の一〇年間はテクノロジーが溢れ返り、さらに二〇年以内には人工心臓や人工肝臓、人工腎臓が普及するかもしれないと、ソニーは考えている。「最終的に臓器提供は過去の問題となるでしょう」

死のジレンマの解決においてレガシーが不変の役割を果たすのも、それまでとなるのだ。

以前に耳にした、死に方に関する会話の機会を奪われた家族の話を、最近はよく思い出す。この件は、〝延命〟に関するおかしな基準のせいで医者が対応を誤ったか、家族がその状況に向き合うことが心情的にできなかったか、いずれかのせいだ。ソニーと話したあとの私は、死に瀕した際の自分のことを想像するようになった。自分の臓器やレガシーについて、私は何を望むのだろう？　家族の苦しみを軽くできる手立ては？　どうしたら自らの死からプラスになるものを生み出せるのか？

臓器提供という命の贈り物について調査を進めるうちに、死んでからも人の役に立てる選択肢がいくつもあることがわかった。医学研究のために次世代の医者たちに献体したり、さらには法科学によって殺人犯を裁きにかけられるように、体が腐敗する様子を法科学者に調べさせたりするなどである。

終末期における話し合いでは、死によってもたらされることに関する会話は有意義なものになると、私は確信を深めつつあった。この会話をすることで、人を死なせないためにテクノロジーを追加していくゼロサムゲーム――いいことは何ももたらさない代替案――を変えることは可能なのである。

テクノロジーと社会が進歩するにつれて、悲劇からプラスになることが得られる機会も増えている。死のダイナミクスの変化とともに、多くのことがますます可能になり、より多くの人が臓器提供というレガシーに安らぎを見出すようになって、過去のパラダイムは最終的に修正されるだろう。このことは死期が迫った患者のつらい体験を改善するだけでなく、臓器移植を受ければより良い人生を享受できる、さらに多くの人の死を食い止めることにもなるのだ。

結局のところはテクノロジーも、それほど悪いものではないようである。命の贈り物だけでなく、意義と目的を死にもたらすことができるのだから。そのような状況こそ、本当の意味でウィンウィンと呼べるものである。

第九章　私たちは本当に死ぬ必要があるのか？

救急医療士を務めたことはとてつもない名誉であると同時に、非常にもどかしいものでもあった。〝頻繁利用者〟という、あまりに頻繁に搬送させられるため、市内のどの救急医療士にも住所を覚えられているような患者には、胸が痛んだ。不安定な居住状態、失業、精神疾患、多額の負債といった複雑な心理社会的問題のせいで、私には治せない慢性的な健康被害が彼らにもたらされていたのだから。救急ヘリコプター搭乗時には、想像できなかったほど多くの予防可能な怪我を目の当たりにしたが、これについても私たちの社会がもっと安全な世界を築けなかったということなのかもしれない。自分が関わった患者たちを不幸にし続ける、根深い社会の欠陥があまりに腹立たしく、頻繁利用者の姿を見るにつけ、私は医学部へ通おうという決意を強くした。自分の名前に〝医師〟とつけば、長期的な変化を提唱する力がより得られるのではと思ったからだ。残念ながら職場がERへ移ると、まったく同じ患者が救急科の回転ドアのところで立ち往生していた――入院が認められるほど重病ではないが、すさまじく混乱してごった返しているERでは、彼らの抱えている問題は複雑すぎて解決できなかったのだ。研修医を一旦休んでジャーナリズムスクールへ通う機会が得られたときは、その道に進むしかないと思った。意味のある変化を主導するとしたら、自分の道具箱には使える道具がもっと必要だと感じたからである。

ジャーナリズムスクールの初日に、ロブ・スタイナー教授は私たち生徒に対して、自分たちが持つ専門知識は一度忘れて、「自らの考えを逆さまにひっくり返す」よう求めてきた。彼が言うにはジャーナリストは物事を決めてかかりがちなので、その罠にはまらない唯一の方法は、自分で正しいと思っているあらゆることが実は間違っているとみなすことなのだという。

そのような方法は馬鹿げていると思った。だがそう思ったのも、練習として取り組むまでだった。ジャーナリストとして私が初めてニュース記事を書いたのは、オピオイドの流行が真っ只中の頃である。ヘロインやオキシコドンといった従来の麻薬よりもはるかに強力な、フェンタニルやカルフェンタニルといった合成麻薬のオーバードーズによって、何千人もが命を落としていたのだ。検視官の元には死体が殺到し、街中の病院では蘇生させられた人のための十分なスペースをＩＣＵ内に確保するのに苦労していた。この流行で唯一の良かった点は、オーバードーズとなった脳死患者が若く、終末期疾患患者への移植が可能な健康な心臓や肝臓、腎臓、肺の持ち主だったことと言えるかもしれない。その結果、臓器移植の待機リストは解消されていき、臓器の余剰を報告する組織もいくつか出てきて、実際に一部の臓器は廃棄されたのだ。

言うまでもないが、この件はマスコミにとってはホットな話題だったし、私も時代の最先端を追いかけようと必死だった。私は救急医療士時代も医者になってからも、ナロキソンを長いこと処方していた。オピオイドの効果を一時的に妨げる薬で、オーバードーズの患者に処方すると、あっという間に目を覚まして呼吸をしたり体を起こして話し出したりしたため、その効き目に驚かされたものである。まさに特効薬と呼べるもので、公衆衛生に携わる多くの者は、ナロキソンのことを消火器や除細動器のようにとらえていた。つまり、近くにいる人がすぐに使えるように、至る所で利用が可能になるべきものと考えていたのだ。

私が書いたニュース記事の構想は、ナロキソンがもっと幅広く流通されるよう、政府は重い腰を上げて規則や方針を改める必要があるというものだった。ロブはその内容に目を通すと、「ナロキソンがそれほど重要である理由は？」と訊いてきた。

脳内にあるオピオイド受容体、ナロキソンの薬物動態〔体内に投与された薬物の吸収、分布、代謝、排泄の過程を示したもの〕、様々な統計データの数字、ナロキソンが成果を収めているヨーロッパの例など、私は次々と説明していった。ロブはいつものように特に感心した様子は見せず、こう言ってきた。「ブレア、ナロキソンがそれほどまで素晴らしいものだというのなら、それをお菓子のように配っている地域で、なぜこんなにたくさんの死者が出ているのかな？」

構想を強化して主張の正しさを証明するため、私はカッカしながらパソコンのところまで戻ろうとした。立ち去る私に向かって、ロブが大きく声をかけた。「医者ではなく、ジャーナリストのように考えるんだ。逆さまにひっくり返して、落ちてきたものをよく見るように」

私は母校の大学の毒物学者に電話をすると、お詫びの言葉から会話を始めた。「マーガレット、お忙しいところ大変申し訳ないのですが、ぜひともお尋ねしなくてはならないことがありまして。ナロキソンを一般の人が入手できるようになったら、何千人もの命が救われますよね？」

もちろんだと、彼女は答えた。ヘロインの流行の場合はそうなると。ただ、国外で作られている新たな合成麻薬は、ナロキソンでは歯が立たないようだという。実は彼女は、オーバードーズの患者には極めて有効なナロキソンのことを、一時しのぎのようなものと考えていた。私たちはナロキソンを良薬として推進しているが、実際に役に立つ場面は限られるのではないかと。

これには度肝を抜かれた。ナロキソンに対して耐性を持っている可能性があるという、その新しい麻薬について調べてみると、ニュースとして伝えるべきことが山ほど見つかった。

前年の二〇一六年七月、オハイオ州サミット郡のあるモルグでは、独立記念日の週末を祝う者は一人もいなかった。ヘロインのオーバードーズと見られる死者が三日間で五人出たため、捜査官は困惑していた。どの死者に対しても検視が行われたが、毒物学者のスティーヴ・パーチは尿からも血液からもいかなる薬物も検出できなかった。

警察がオーバードーズの現場で見つけた粉末の残留物を、パーチが質量分析計にかけたところ、カルフェンタニルと一致した。構造はモルヒネと似ているがその一〇〇〇〇倍も強力で、ほとんどの病院や犯罪科学研究所のスクリーニング検査には含まれていないオピオイドである。初めて耳にしたものだったので、彼はインターネットで検索した。

パーチによるこの発見は、アメリカを蝕むオピオイド禍に新たな光を投げかけることになった。犯罪化学者が極めて致死性の高い——しかも検知できない——オピオイドを調合したのである。カルフェンタニルはその効能の高さから、少ない量でもヘロインなどの違法薬物や市販薬と同じ価格で売ることができて、大いに金になるのだった。

当時カルフェンタニルは、象などの大型動物に与える鎮痛薬として、主に獣医には知られていた。パーチは、モルグの北およそ六〇キロのところにあるクリーブランド動物園からこの薬物のサンプルを入手すると、人間の体液内で存在を特定できる化学検査法を開発した（現在の彼は全米中の毒物学者と連絡を取り合って最新の調合薬を調べているが、二〇一八年に話したときは変化し続けるオピオイドの供給状況の把握に苦労していた）。

ところが、私がナロキソンの普及の必要性に関するニュース記事の構想を練っていたとき、ナロキソンに対して耐性を持ち、不法に使用されているカルフェンタニルのことを、カナダの研究所はどこも調べてもいないことがわかった。そこから私は、自分が信じるあらゆるものを逆さまにひっくり返すようにというロブのやり方を、高く評価するようになったのである。

こうして私は、死と死に方について考えながら、奇妙に思われるような次の問いかけをすることにしたのだ。医療技術がこれほどまで急速に進歩しているのなら、私たちはそもそも死ぬ必要があるのだろうか？

技術の進歩——死者の蘇生

ボルティモアにある世界的に有名なメリーランド大学ショック・トラウマ・センターでは、銃撃による被害者に対して、私がするような従来の治療法は行っていない。運び込まれてくる被害者が重症の場合は、血液の代わりに冷たい懸濁液（模擬血液）が静脈に注入されて、九〇分間のタイマーがセットされる。体は冷えてくると、少量のATPと酸素を求めてくる。冬場の熊のような冬眠状態になるのだ。被害者は脈拍がないまま手術室へ運ばれる——叫び声も胸部圧迫も人工呼吸器もない静かな状態で。外傷外科医は傷ついた部分を慎重に修復し、心肺バイパス装置をセットした心臓外科医は血液を温めて血液量を回復する、ゆっくりとしたプロセスを開始する。

外傷患者を仮死状態にした結果わかったのは、驚くべきことだった。脳損傷も組織の損傷もほとんど起こらず、生き延びた人の割合は高かったのである。

高額なこの集中治療は、ほかのケースにも広げるべきなのか？　肺に大きな血栓がある妊婦の場合は？　ウイルス性心筋炎の子どもの場合は？　テニスをしているときに急に倒れた会社幹部の場合は？

これは、その人が住む場所によると言えるかもしれない。

私の友人の救急医ジェラール・キルゼクは、まさにこれをフランスのパリで行っている。患者の体を冷やしはしないが、心肺バイパス装置（ＥＣＭＯ）の機械に体をつなげるのだ。地下鉄のホームでもショッピングモールでも、その他どんな場所でも、彼はこの治療を行っている。ただ、患者は慎重に選んでいて、全力で取り組む判断をする際は、直感を毎回大いに働かせているという。パリではＥＣＭＯチームが現場にごく普通に派遣されているが、そのような都市は世界でも数えるほどしかない。

イギリスのロンドンでは、かつてトロントのＩＣＵ医だった友人のマイク・クリスチャンが、アメリカでは病院でしか行われない術式を現場で行い、何十人もの命を救っている。彼は刺された被害者の胸部を道端で切開すると、心タンポナーデの兆候を探す。血液に高い圧力がかかって圧迫された心臓が、もう拍動できなくなっている状態のことだ。この術式を現場で行うことについては北米の医師たちが長いこと非難してきたが、それでも彼は対応した患者の命を救っている。緊急対応医として二四時間勤務した際は三人も救ったという。

死のジレンマについてマイクと話したとき、可能性がごくわずかしかない患者にチャンスを与えるべきかどうかの判断に関して、彼は次のように語った。

「医者は自分たちの予測能力について、謙虚さを持たないといけない。もしも、『ええ、この人は回復するでしょう』とか『いいえ、この人は回復しないでしょう』ということを言える完璧な方法があったら、正直言って楽だろう。医療に携わるほど、医者は予後予測があまり得意ではないことに気づかされるんだ」

家族や医者が生命維持装置の制限や中止を選択する手助けを行う、死のジレンマに対する私の解決策では、生き延びる可能性のある人が何人か抜け落ちてしまうのではないかと、マイクは危惧していた。

「蘇生をきっぱりやめてしまうとか、患者にDNRや安楽死をさせると、予後予測能〔医者の予測通りの予後となる確率〕はかなり高くなる。患者が生き延びないとわかっているから、自己成就的予言になるんだ」と、マイクは指摘した。

彼がしてくれた話は考えさせられた。「私はカナダでICU医を長年務めてからロンドンへ移ったけれど、自分の考え方を変えてくれたことの一つが、イギリスでは患者が生き延びた姿を目にできたことだ。とりわけ頭部外傷患者の場合は、カナダでは生き延びることはなかっただろう。なぜなら、私たちはそういった患者から手を引いただろうから。特にある患者は集中治療専門医たちをものすごく苦しめたけど、その様子を目の当たりにできたんだ」

マイクによるとその患者は、修士号を取るためにロンドンにやって来た若い男性だったという。「彼はロンドンに来た数日後に、ひき逃げに遭って頭部に重傷を負った。私が現場で挿管をしたけれど、彼は何カ月も昏睡状態のままだった。それがある日、本当にいきなり目を覚まして、反応を見せるようになった。今は帰国して、経済学の博士号を取ろうとしている。あの彼が回復するなんて、まったく思いもしなかった」

　私たちが医療技術を実施するかどうか判断を下す際に、誰が生き延びて誰が亡くなるのかは、必ずしも明らかではないというマイクの意見には同感だ。テクノロジーを試してみても思っていたようにはうまくいかず、希望が消えつつあるなかで方針を転換する方法を訊いてみた。

「私は方針を転換することが得意とは言えないけれど……」と、彼は認めながらもこう続けた。「それでも、そういった患者に対して目いっぱいの力で臨まないことには、科学は決して進歩しない。だから、虚無的な姿勢を大いに貫いて、自分たちには対処できないとだけ言うことと、将来の人たちのために自分たちは失敗する必要があると気にせずに言うこと――この二つのバランスをどう取るかということなんじゃないかな？」

　私たちは、方針を転換する判断を下す際にＩＣＵで使えそうな様々な閾値《いきち》、つまり判断基準について考えがまとまらず、さらに深い墓穴に自ら落ちてしまっただけなのだ。ただマイクは、ある一点に関しては語気を強めた。「死ぬには若すぎる患者もいるよ」

　虚無的な姿勢と現実の境目がどこにあるのか、私には依然としてはっきりしない。はっきりしているのは、世界中の医師の中には蘇生術の限界を押し広げて、目覚ましい成果を挙げている者もいることである。トロントでは死亡宣告を受けるような患者も、パリやボルティモアやロンドンでは天寿を全うできるかもしれないのだ。蘇生術の未来は明るいが、患者を死の淵から連れ戻す試みが増え続けると、過剰技術の結果に直面せざるを得なくなった——私たちが命を取り戻そうとして叶わなかった——患者が増えるのは間違いない。運に見放されて、非常手段の恩恵を得られない人たちに関しては、テクノロジーという賭けに敗れて完全な死を迎えられず、死のジレンマの負の部分から抜け出せないままになるのだ。

この問題が死のジレンマの大部分を占めている。私たちはいい結果を期待して、望み薄とわかっていながらも、歩みを止めない。それによって生み出されたのが技術的難題だ。テクノロジーの進歩とともに、蘇生術によって命が救われるという希望や楽観主義がさらに生じているが、勝負に出て負けた場合はどうなるのか？

技術的難題

本当のところを言えば、テクノロジーによって患者を好転させられるのか苦しみを長引かせるのかは、いつも確実にわかるものではないし、この二つの結果も互いに相容れないものではない。心不全や肺炎といった生死に関わる病気を乗り越える人もいれば、リハビリを数カ月や数年行っても体力が弱ったままで自力歩行もできず、食べ物を飲み込む際に窒息するリスクがある人もいる。そのような人は首筋に気管切開チューブが挿し込まれて人工呼吸器の補助を必要としたり、誤嚥《ごえん》防止のために腹壁から胃へ栄養チューブを入れられたりするかもしれないが、生命を維持する大手術や医療技術を施すにあたって医師が同意を求めるときでも、もたらされる結果が患者と話し合われることはめったにない。手術やテクノロジーが万一拒絶されるような場合、未来を見通す力を持たない医者は、テクノロジーがもたらす短期的なメリットや、より明確で予想がつく状態のほうに注意を向けるものである。

神経外科医が極めて正確に、腫れた脳が外側へ広がるように頭蓋骨を一五センチの長さにわたって取り除く、減圧開頭術を行えば命が助かると言うのは珍しいことではない。ただ、一部の患者に関してはこの術式を行っても、周囲とコミュニケーションが取れる可能性は高くならないのも同じく真実である。切迫した死が訪れることはなくなるが、機能性が増す結果とはならない。

重症患者に関する調査でよく報告されるのが、以下の修正ランキンスケール（mRS）〔脳出血などの脳血管障害、パーキンソン病などの神経運動機能に異常を来す疾患の重症度を評価するための基準〕を用いた患者のアウトカム〔医療行為による患者の状態の変化のこと〕である。数多くの〝救命〟介入は、患者のmRSスコアが6になるのを防ぐには非常に効果があるものの、スコアを0や1、2、3に戻すのにはまったく役立たない。一部の介入に関してはスコアを6から5にするだけだが、私なら5よりも6のほうを間違いなく望むだろう。

修正ランキンスケール

0　症状なし

1　目立った障害なし。日常活動を行うことができる

2　軽度の障害あり。日常活動のすべては行えないが、身の回りのことは介助なしで行うことができる

3　中程度の障害あり。介助なしの歩行は可能だが、手助けを必要とするときもある

4　中等度の障害あり。介助なしの歩行はできない

5　重度の障害あり。寝たきりで尿失禁状態で、常に看護が必要

6　死亡

状態が最も悪い場合は、患者は長期入院させられるか、家族の元から何百キロも離れた長期療養施設へ送られる。毎日だった面会は週ごと、やがては月ごとになり、自分がかつていた世界から完全に忘れ去られる患者も出てくる。

どのICUにも見られるのが、頻繁利用者や定期的に戻ってくる〝出戻り〟、それに一〇〇日、二〇〇日、三〇〇日と過ごす長期入院の患者だ。そのような長患いの患者には、ホテルを頻繁に利用するゴールドメンバーのように角部屋が割り当てられることがよくある。ICUで過ごしながらも、いい眺望が得られるのだ。部屋には双方向性のスマートテレビが設置されて

いることも多く、家族の写真や絵が飾られ、シーツは自宅で使っていたような快適なリネンに替えられている。看護師や医者はそういった患者と親しくなるものの、ＩＣＵにはコードやチューブが至るところにあるため、その場所にとらわれた生活を送る患者のことを気の毒に思うのも事実だ。誕生日には歌や飾りで祝う場合もあるが、ＩＣＵで過ごして一年という区切りの日には、その嬉しくない日を迎えたことを記念するカードや花束などを果たして贈ってもいいものか、私たち医療関係者は頭を悩ませることになる。

医療チームはそうした間もずっと、患者を生かし続ける努力に一体どれほど価値があるのかと考えている。もしその答えがわかっていたら、患者を死から救うために、そこまで頑張ろうとはしなかったかもしれない。

そこで、この難題に関して詳しいと言える人物に連絡を取ることにした。三〜四時間にわたって息がなく、その後に蘇生させられ、ついには死ぬ前の状態にまで幸運にも回復できた人物に。彼なら――この件について何か言いたいことがあるのなら――賭けに出るかどうかを知りたかったのである。

二〇一六年一月一五日未明、学業の目標を見失って鬱《うつ》に苦しんでいた二一歳の大学生タヤブ・ジャファーは、友人に以下のメールを送った――〝強くなれなくてすまない。大好きだよ。さよなら〟

それから彼はコートを脱ぐと、錠剤一瓶を缶ビールで流し込み、キングストンにあるオンタリオ湖の埠頭に横たわった。気温は氷点下。五時間後、彼は凍死状態で発見された。

　通報を受けて駆けつけた救急医療士たちは、訓練時に教え込まれた〝マントラ〟——体が温かいうちはまだ死んではいない——をすぐに思い出した。彼らはCPRを始めると、キングストン総合病院までジャファーを搬送した。病院では医師や看護師が一時間以上も胸部圧迫を行い、温めた生理食塩水を体に注入して、二〇度八分と記録された体温を必死に上げようとした。だが一時間が過ぎても、彼の体温は二二度八分までしか上がらなかった。

　キングストン総合病院は、ECMOに相当する処置の心肺バイパス手術を行える、オンタリオ州でも数少ない病院の一つである。ただ、多くの病院と同様に、この処置は開心術を受ける患者に限られていた。息をしていない患者の体を再び温めるためだけに心肺装置を使わせてほしいという救急科からの要望に、耳を貸すような病院はなかっただろう。ところが、ジャファーは運が良かった。心臓外科医は手が空いていたうえ、手術を行う前向きな気持ちがあったのだ。ジャファーは胸部圧迫を行う看護師が体の上にまたがった状態で手術室へ運ばれると、外科医のアンドリュー・ハミルトンが大型のプラスチックチューブを動脈と静脈に挿入して、血液の温度が一時間に九度ずつ上がるように装置をセットした。

　およそ一時間後、ジャファーの体温は二八度に達していた。心臓を再始動させるため、電気ショックが与えられた。

「彼はあっさり復活しました」と、ハミルトンは地元紙に語っている。「若くて生きのいい心臓でしたから、あっという間でしたよ！」

ジャファーの心臓は動き出していたが、低体温症のせいで別の問題が生じていた。血液が固まらないうえ、肺に液体がたまっていたのだ。体の状態を安定させるには血液が一〇〇単位以上必要だったものの、それほどの量になると、州内の各地から運んでこなくてはならなかった。普通の人の体内の血液量は約五リットルだが、ジャファーは輸血によって、ドナー一三四人分からなる、その一〇倍の量を必要としたのである。

ジャファーはその後キングストンのＩＣＵで三週間過ごしたのち、地元のオークヴィルに移され、同地の病院でさらに二カ月にわたって回復に励んだ。私が彼に会って話を聞いたのは心停止から五年後のことで、本人は苦しい体験からすっかり回復していたが、一つだけ例外があった。右手の親指を上げる〝サムズアップ〟ができないのだ。それ以外は完全な健康体に戻っていた。ただ彼の説明によると、自身がたどった道のりは長くて痛みを伴うものだったという。

「のたうち回っていました。悪夢も見ましたし、神経が傷ついていてものすごく痛かったです。気管切開チューブも最悪でしたね。息の仕方を忘れてパニックになることもあって、なんともゾッとするような体験でした」

可能性がとてつもなく低かったにもかかわらず、生きながらえた心境を訊いてみた。

彼の話では、治療の開始から三〇分ほどすると、ＥＲにいたほとんどの医者は匙を投げようとしたが、ある一人の医者だけが困難な状況にもかかわらず、やめないようチームを鼓舞し続けていたという。「あのたった一人の医者のおかげで、全員のやる気が保たれたんです」とのことだ。

二五年のキャリアを誇る心臓外科医のハミルトンでさえ、低体温心停止だったのに生きながらえた患者の姿を目の当たりにしたのは、このジャファーが初めてだった。大抵の病院では、対応可能な医療技術も専門知識もなかっただろう。先をまったく見通せない状況で、ジャファーを担当した医師たちは全力を捧げたのだ。

回復するまでの道のりが厳しいものになると知っていたら、蘇生されることにOKしていたか、ジャファーに尋ねた。そう訊きながらも、くだらない質問に思えた。精神状態は元通りになったとはいえ、つらかったリハビリの日々をどうとらえるかは、一度は自殺願望を抱いた若者がこれからの人生を前向きにとらえる気持ちに大きくよるのだから。

「ものすごくきつかったです。腕の神経は一つ残らず駄目になって、もう使い物にならないかもとまで言われましたから。あのときだったら、蘇生されることには『ノー』と言っていたでしょうね。

とても答えにくい質問です。あとから考えたら『イエス』と言っていたかもしれませんが、あのときは話が別ですから。ただ、分別ある選択ができる精神状態にない場合は、実際のところは本人じゃなくて医者次第になります。医者が［自分のような患者を］見限るべきなのかどうかは、自分の口からは言えません。彼らの判断に任せます。自分が死にかけていて、ほかの選択肢が死しかない場合は、医者もそちらのほうを選ぶかもしれません。やってみるしかないのですが、仮にうまくいかなくても、〔患者は〕どのみち死ぬわけなので」

死んではいないものの、彼のようには回復していない人たちについても訊いてみた。

「判断は難しいですね」と、彼は答えた。「自分はいい人生を送れそうにないと確実にわかっているなら、そのような場合には前へ進まないという選択のほうがいいと言えるでしょう。でも、その見極めはものすごく難しいです。どのようなことが起こるのかわからないわけですから。とてつもなく大きな賭けですよ」

そう、〝賭け〟なのだ。ジャファーのような一人の人間が、学校に戻り、母親をハグして、友人とビデオゲームができるまで回復する一方で、一体どれほどの人がmRSスコアが5となり、周囲のことがまったくわからない状態で、LTACH（長期急性期病院）に入れられてケアを任せきりにしていて、一人で苦しみながら何カ月も何年もつらい日々を送ったのちに亡くなっているのだろう。一〇〇人に一人か？　それとも一〇〇〇人に九九九人か？　答えようがない。だが、私たちが希望を持ちすぎていて、世の中にいるジャファーのような人がくぐり抜けた話を称賛し、その一方で死よりもひどい人生を送りながら生き続けている人たちの痛ましい話は無視しているのは、間違いないことである。

結局のところ、死のジレンマという苦難の場所にはまり込んでしまった人は、デッド・デッドになるのだろう。あなたがＩＣＵで数カ月過ごしたら、合併症を思うことになる――抗生物質耐性感染症、肺血栓、肺血栓を防ぐために用いられた抗凝固剤による脳内出血などを。ＩＣＵにいる長患いの患者はあまりに長く生きながらえているにすぎない。気管切開術を受けたＬＴＡＣＨの患者は、およそ半数が一年以内に亡くなっている。

残りの者はどうなるのだろう？　自らの死について考えを巡らせると、こう問いたくなる――私たちは本当に死ぬ必要があるのか？　と。

この疑問は大昔から問われてきた。ギリシャ神話では、女神エオスが恋人ティトノスの不死をゼウスに求めた。ゼウスはこの願いを叶えたが、エオスはティトノスの不老を求めるのを忘れてしまった。そのためティトノスは年老いて衰えるものの、決して死なない。体力も運動能力も尽きた彼は部屋に引きこもると、自らの長命をいつまでも嘆きながら、死の迎えを請うのである。

テクノロジーが患者をだまして、死がすぐ近くにありながらも最後の一線は決して越えさせず、いつまでも出られない悲惨な施設への収容を強いているという考えは、ＩＣＵ医の頭から離れないものだ。患者を死なせることはないながらも、病院の外では二度と暮らせないような状態にしてしまうのを恐れて、果たして蘇生するべきなのかと疑問に思うことは、私にもよくある。この選択は、本来なら私ではなく患者本人によってなされるべきものだが、自分自身の必死の試みがもたらしてしまった予期せぬ結果は何度となく目の当たりにした。私は悲観的すぎるのか？　それとも、ジャファーが経験したような結果が得られることを望んで医学の限界を押し広げようとしている私は、傲慢なのか？

この技術的難題については、私には答えることができない。それに答えるのは、完全にあなたの役目だ。ただ、システム任せにしてしまうと、賭けに出てルーレット勝負をすることになる。ルーレットの球が黒に止まったら、あなたは死ぬ。赤に止まったら、死よりもひどい運命が待ち受けている。ティトノスや、ＩＣＵの角部屋にいる可哀想な人たちのように。そうなると、残るはスロットの0か00――ルーレット盤に二つだけある緑色の部分――で、これらの場合はジャファーのように以前の人生を送れるのだ。

未来のテクノロジーが死をより一層混乱させる可能性

蘇生術の変化のペースに遅れずについていくのは大変である。病院の医師や看護師、それに現場の救急医療士が人命を救うためにできることには常に限界があるだろうが、一方であらゆることが可能になると私が個人的に思っている、未来に目を向けた人もいる。彼らが追求しているのは、一〇〇年後や一〇〇〇年後に可能になるかもしれないようなことではなく、解決策が見つかるまでの長期間、命を一時的に停止する方法だ。実際に、人間の存在はそもそも生きた細胞と結びついている必要があるのかと問う研究者までいる。

人体冷凍保存（クライオニクス）——技術版の〝若返りの泉〟か？

一九九七年の映画『オースティン・パワーズ』で、マイク・マイヤーズ演じるスパイヒーローのオースティン・パワーズは宿敵のＤｒ．イーブルの復活に備えて、一九六七年に冷凍保存された。そして三〇年後、世の中に混乱をもたらそうとＤｒ．イーブルが復活すると、パワーズは解凍された。冷凍保存される前のパワーズが楽しんでいた、性におおらかな時代が礼節に取って代わられていて彼はショックを受けるが、冷凍保存が成功した場合に起きる様子を、この映画は垣間見せてくれている。

ロバート・エッチンガーが一九六二年の著書『不死への展望（The Prospect of Immortality）』で思い描いた人体冷凍保存は、理論上は実際の科学に基づいている。人間の胚細胞がガラス化と呼ばれる過程で日常的に冷凍保存されるといい、その際には摂氏マイナス一二〇度以下になるため、氷の結晶は形成されない。このことが重要な理由は、氷は結晶になると細胞を破壊してしまうからだ。このガラス化法により生体構造は保存されて、胚細胞は長い年月ののちの解凍が可能となる。その生命は、まさしく一時停止後に再始動されるのだ。

人体冷凍保存の問題点は、脳を含む臓器全体のガラス化、もしくは人間の体全体のガラス化が、小さな胚細胞をガラス状にするときと同じように進行するとみなしていることである。人体冷凍保存が根拠としているのが、長時間にわたって冷水に浸かったり雪崩に埋まったりしながらも生き延びた人たちのエピソードだ。これらの話が冷たく死んだ体を再び温めることに成功した証拠だからである。だが、冷凍によって命を一時停止させること以上に、人体冷凍保存におけるその後の復温と蘇生の部分は、現在でも依然として荒唐無稽に思える。冷凍保存されたのちに生き返った人は一人もいないのだから。

人体冷凍保存を行っている最大の組織は、クライオニクス研究所という非営利団体だ。社長のデニス・コワルスキーは、次のように発言したという。「人体冷凍保存にはこんな言い習しがある。冷凍されるのは、人に起こりうる出来事の中で二番目に最悪なことだ。生き返させられる保証はまったくないが、埋葬されたり火葬されたりしても気づかない保証はある」

ミシガン州クリントンにある同研究所の施設が初めての顧客（と呼んでいいのだろうか？）を迎え入れたのは一九七七年のことで、以来一〇〇人以上の患者を〝クライオスタシス〟という冷凍保存状態に保っている。青色ＬＥＤで照らされた部屋に並んでいる垂直の円筒は研究所のウェブサイトでも目を引き、そのプロセスを説明する素人っぽさ溢れる動画も同サイトに掲載されている。〝緊急時の対応〟というリンクには、この研究所の顧客になりそうな患者に遭遇した救急科の医師に向けた説明があり、死亡宣告後もＣＰＲは継続しつつ、遺体を氷で急いで冷やし、さらに即効性の血液凝固阻止剤であるヘパリンを注入するようにと記されている。

以上のことは、一見するとどれも問題ないように思われるものの、遺体を急速に冷やす部分の説明は破綻している。遺体をミシガンまで運んで液体窒素タンクに入れる前に、葬儀場まで出向いた緊急対応チームが遺体を冷やすとのことだが、この処置を行う前には脳細胞傷害がすでに進行していて、記憶や個性、人格性を消し去り始めるものなのだ。このときに生じる傷害は未来のナノテクノロジーによって修復が可能なのかもしれないが、私には何もかもが無理な話に思える。

人体冷凍保存については多くの人が問題視してきた。中世の遺体をこの現代において解凍したら、大昔の伝染病をばらまくことになるという懸念はよく耳にするし、財産絡みの法律問題も出てくるかもしれない。それに、文化も言語も科学も異なる未来の世界に人を放つことは、それ自体が道徳的問題となる。現代にいる同僚に性的な誘いを拒まれたり、歯並びについて指摘されたりして、オースティン・パワーズが気づいたように。

人体冷凍保存にまつわる理論的議論が続く一方で、科学的議論は人体冷凍保存をSFまがいのものととらえている。細胞を修復する小型ロボットのナノボットや、ニューロンの修復に関わる〝コネクトミクス〟といったかすかな期待については、実現が可能だとはまだ示されていないし、人の脳を――個性も記憶も何もかも――なんらかの方法でコンピューターに移植することができるという提言も、まさに『スター・トレック』レベルの仮定の話にほかならない。人類によるこれまでで最高の成果は、三〇二個のニューロンを持つ線虫カエノラブディティス・エレガンスの全神経回路の解析である。だが、これらのニューロンをつなぐシナプスのことがわかっても、この虫の脳をコンピューターにアップロードすることはまったくできていないのが現状なのだ。

人体冷凍保存が現代医学に影響を及ぼす可能性を疑問視するのも無理はなく、現段階では、限りある命の輪をいつの日にか断ち切りたいという願望——何百人もの人にそれぞれ何十万ドルも払わせる気にさせた望み——にすぎない。それに、疑問も尽きない。冷凍保存された脳が本当に仮死状態だとしたら、その脳はやはり死んでいることになるのだろうか？　人体冷凍保存を扱う側の人間の主張は「ノー」である。法的か臨床的には死んでいるのかもしれないが、人格性が存在する脳のシナプスが永遠に失われている〝情報理論的〟な死のことを、人体冷凍保存では死と定義しているのだから、と。私がこの情報理論的な死の定義に出くわして疑わしく思ったのは、本書の執筆に本格的に取り組む前のことだったが、この定義は人体冷凍保存を宣伝するウェブサイトでしか見られないようである。

あなたが私の未来の脳をコンピューターにアップロードすることができたとして、それは存在の種類としてはどのようなものになるのだろう。うまくいった場合には、私は映画『マトリックス』でキアヌ・リーヴスがいたような世界で過ごすことになるのかもしれない。そうなると、すべてが重要というわけではないにしても、面白そうではある。ただ、あることだけは確かだ。人格性の喪失が命の終わりを意味するなら、アップロードされた脳は死を免れることに成功した可能性が大きいと言えるのである。

脳移植――究極のテクノロジーか？

臓器移植専門家のソニー・ダナニと話した際に、今後一〇〇年のうちに脳移植が実現すると思うかと尋ねてみた。彼は口をつぐむと物思わしげに視線をそらして、「いや」ときっぱりとした口調で答えた。

だが私の心を、人間の体よりも脆《もろ》くなく、時間の制約を受けないものへ移植する、もしくは単純に病気になっていない別の肉体へ移植するというのは、本当にそれほど現実離れした考えなのだろうか？　未来において発見されることを期待しながら、自分の遺体を冷凍保存することはさておき、私たちを人間たらしめている存在が、心不全や腎臓病といったこの世の悩みから解放された世界にいるなどと想像できるだろうか？

この話にはもう少しお付き合い願いたい。例えば、報復を目論んだギャングによって、悲しいことにあなたが人違いで頭を撃たれたとする。このとき私の体が――首から下の部分だけ――転移性腫瘍に蝕まれているとする。そこで、医者が私の脳をあなたの体に移植するのである。こういうことが、いつの日にか起こりうるのだ。一九六七年にクリスチャン・バーナードが南アフリカで行った心臓移植が医学における偉業だったように（ここでは話を進めるため、私の見た目や声までもがあなたに似ていることは言うまでもなく、誰がドナーで誰がレシピエントになるのかという部分に関する議論も無視する）。

まずは、頭部移植と脳移植の区別が必要だ。

ある神経外科医が、アカゲザルの頭部を別のアカゲザルの体に移植したことがあった。すると脊髄は機能せず、サルは動くことができなかったが、体も脳も八日間生き続けた。その後、免疫拒絶反応が起きて、サルは死んでしまった。一九七〇年に行われたこの移植では、サルは死ぬ前に研究者の手を噛んだので、認識する力はいくらか残っていたに違いない。犬を使った実験でも似たような結果に至った。体は血流を脳まで供給することができたが、脳は体に対して指示を送ることはできなかった。要は、二つの有機体がつながったものにすぎなかったのだ。それでも二〇一七年には、イタリア人外科医が人間の死体二体の頭部の入れ替えを行ったほか、二〇一九年のルーマニアの医学誌『メディカ』に掲載された論文では、頭部を移植する手術法がギリシャ人医師によって提案されており、神経外科医たちがこの件をまだあきらめていないことが窺《うかが》える。

脳移植に話を戻す。脳とつながっている脊髄の先端部分を、肉体を律する別の人の脊髄と接合するのは不可能なことだと、ほとんどの科学者は考えるだろう。麻痺をもたらす脊髄損傷はいまだに解決していない医学上の大きな問題の一つで、車椅子生活を強いられる対麻痺者や四肢麻痺者はその影響を生涯受け続けるのだから。

ただ脳移植は、脳全体の移植と脊髄の接合を必ずしも求めるものではないかもしれない。脳は二つの半球に分けられることに加えて、〝上の階〟と〝下の階〟があり、人格性が存在するのは上の階である。この上の階の大脳皮質を取り外して、ほかの人の下の階の小脳の上に移植することは可能なのだろうか。

そのような処置が成功する可能性はまったく理論上のものでしかなく、それも未熟な理論だ。人の脳を取り出して、別の人の体に差し込むというのは、近い将来には起こらないだろう。死を免れる方法としての脳移植は、冷凍保存された人間を生き返らせることと同じで、実行は不可能である。少なくとも、現時点では。

それでは、私の脳を他人に、もしくはほかの何かに移植することは無理だとして、脳をアップロードしたりデジタル化された私を作り出したりといったことは、どうだろうか。サイボーグとかは？

ＳＦでは長いこと、人間の心がロボットやコンピューターや別世界にアップロードされるという考えが示されてきた。科学の進歩により、こういったことが可能になったとしたら？　0と1が並ぶコンピューターコード上に人が生存することはできるのか？

人間の心をアップロードすることを科学用語で〝全脳エミュレーション〟というが、感覚を持ち、顕在意識に似た出力を生成するコンピューターがそれにあたる。これはまさに延命技術だ。

コロンビア大学で神経科学を教えるケネス・ミラー教授は、そういったことが実現するとは考えていない。彼は著作の中で、その作業の複雑さを記している。脳は非常に活動的で、ニューロン間では電気信号と生化学的シグナルが頻繁に発生しており、脳のスナップショットを撮ることさえ、少なくとも今後数百年はほとんど不可能だという。だが、何事も絶対ということはない。

サイボーグに極めて近いと言えるのが、ある人物の鏡像として作られた人工知能（ＡＩ）だ。これについては恐ろしさを感じさせるが、特定の人の脳をヒントにした〝神経形態学的〟ＡＩプログラムの作成は可能だと、研究者は基本的に信じている。言い換えるなら、ＡＩロボットを作って、それをある人の個性に合うようにプログラムするのは可能というわけだ。

つまりは、人から人への臓器移植を可能にした科学は近年、劇的な進歩を遂げているが、医者は依然としてある人の人格性を別の人の体や機械に移す方法を解明できていないままなのである。

だが仮に、これが可能だとしてみよう。そうなると、その結果どういうことになるのか？　私の脳があなたの体に移植されたとする。私の考えはあなたの声で述べられ、私の感情はあなたの目を通して語られ、私の個性はあなたの顔の上で表される。そして私が望んだとおりに、私の神経系はあなたの体を動かすのだ。この結果が意味するものは？　この人物は私か？　あなたなのか？　それとも、何か新しいものだろうか？

じっくり考えてみるのも面白いが、誰もが死ぬ運命にあるという事実からは逃れられないままであることに変わりはないのである。

（スタイナー教授、申し訳ありません。逆さまにひっくり返してみましたが、不死という考えはうまく展開することができませんでした）

第一〇章　モルス・ウィンキット・オムニア——死はすべてを制す

死のジレンマについては、ほかのＩＣＵ医も本を書いていると聞いても、読者は驚かないかもしれない。私よりもはるかに先達の彼らは、医学について手短にまとめ、倫理的基盤を強化し、尊厳死を大衆に広める方法を述べてきた。ただ、彼らの書物には一つ残らず目を通したものの、私が本書で示してきた大きな違和感は解消されなかった。

マーガレット・ロックによる重要作『脳死と臓器移植の医療人類学』は別にして、この件を取り上げた最初の書籍の一つは、私が本書の執筆を始める二〇年も前に書かれたものだ。Ｊ・ランダル・カーティスとゴードン・Ｄ・ルーベンフェルドが編者を務めた『ＩＣＵにおける死の対処——治療から安らぎへの移行（Managing Death in the ICU: The Transition from Cure to Comfort）』がそれで、テクノロジーの限界を取り上げるとともに（同書が刊行された二〇〇一年には、テクノロジーは今よりもはるかに少なかった）、医療の限界の現実を家族に伝える方法を記している。また医師に向けて、終末期に安らぎを確保する方法も伝えている。

私が初めて同書を知ったときは、自分の問題に対する答えが書かれた聖杯のように感じた。だが、よく参照されていて示唆に富むその内容を読み進めていくほど、今の私が直面しているのと同じ問題が取り上げられているること、コミュニケーションに関して与えられているのが、今の私も達成できていないアドバイスと同じであること、そして家族とICU医との間の緊張感が当時よりもはるかに悪化しているらしいことがわかった。

同書の編者はどちらも業界の巨人だが、私がこの本を読んだおよそ一年後に、一方の編者がスタンフォード大学も参加する症例検討会を行うことになった。ワシントン大学ハーバービュー医療センターの緩和・救急医療科教授であるJ・ランダル・カーティスが、ズームを使ったオンラインレクチャーに参加してくれるという。それを知った私は、死のジレンマについてぜひとも質問したいと強く思った。

彼の講演を聞いたことで、本書の最終章を書き直すことになるとは、まったく思ってもいなかった。私は知らなかったのだが、カーティス医師は筋萎縮性側索硬化症（ALS）と診断されたばかりだった。発症して三年から五年で死に至る進行性の神経筋疾患である。彼が話し終えると、同僚たちが涙ぐみながら、生涯にわたって医学に貢献してきたその功績を称えた。ものすごく感動的な一幕であると同時に、病気の深刻さで頭が真っ白になった私は、その場では何一つ質問できなかった。

そこで代わりにメールを送ることにした。彼は翌日に返事を送ってきてくれて、署名は〝ランディ〟と書かれていた。

「ALSのため、最近は話す時間に気をつけている」と、彼は書いてきた。そして電話ではなく、今後もメールでやり取りするようお願いしたいという。そこで六月は彼とメールを交わし続けて、自分たちの著書で取り上げた未解決の問題を深く掘り下げた。彼やその他多くの人たちが努力したにもかかわらず、埋められていないギャップについてである。

編著の出版からの二〇年間で多くのことが変わったと、ランディが記してきた。彼の見たところでは二〇〇一年と比べて現在は、患者家族のサポートや緩和ケアの提供の重要性をICU医に理解させることに、時間もエネルギーもあまりかけられていないという。「緩和ケア、予後についてのコミュニケーション、共有意思決定〔シェアード・ディシジョン・メイキング〕（患者と医療やケア専門職の二名以上の人が協力し意思決定を行うプロセス）に関して、最善のものを一貫して実施することが最大の課題である」と、彼が書いてきた。予後に問題があるとのことだったが、ぬか喜びと真の望みは一体どのように見分けるのか？

「残念なことに、生存率や将来のQOLについて予測する私たちの能力が本質的に限られているため、不確実な部分を織り込みながら対処しなければならない緊張感は常に生じるだろう」。患者と家族に対して感情面のサポートを行うことで、共有意思決定におけるそれぞれの役割に対する心構えができると強調しつつ、「共有意思決定の協力に伴われる負担を背負うために、医者はもっと多くのことをすべきであり、もっと進んで行動する必要があると、ランディは書き加えた。

「私たちが訓練した、ある世代の医師たちは」と、彼が続けて記す。「〝患者の自律性〟の原則と予後予測は誤りやすいという考えに骨の髄まで染まっていたため、多くの者が心から関わる意欲も持たずに、この難しい意思決定を患者とその家族に任せてしまっている。言うまでもなく自律性は非常に重要なものであり、予測する能力は本質的に限られてはいるが、これら二つの点を、難しい意思決定における患者とその家族への手助けとサポートという、困難なプロセスへの十分な関わりを避けるための盾として用いては、患者たちに不利益をもたらすことになるのだ」

彼の言わんとすることがわかった気がした。生命維持装置の中止や技術療法の制限に関する決断は難しく、その責任を負おうとしない家族もいる。その一方でそういった家族が、「あの人はこんなことは望まない」とか「彼女は死ぬ準備ができていた」などと言ってくるのだ。曖昧なことばかり口にする家族に対し、多くの医師は見て見ぬふりをするため、真意を見出せないのである。

もう少し具体的に言っていただけますかと、ランディにお願いした。「そういった決断について、私たちに責任を負ってもらいたがる家族もいる。適切な状況であれば、私たちも進んでそうすべきだろう」と、彼が書いてきた。

彼はこんなエピソードを教えてくれた。「私が若きICU担当医だったとき、ある年配男性の治療を担当した。その人は自動車事故に遭って多くの怪我を負い、多臓器不全を引き起こした。命は助かっても、介護施設で一生暮らすことになるのは目に見えていた。彼の妻は、夫がこのような状況下で生命維持装置につながれたままでいることを望まないとわかっていながらも、判断を下す気にはなれなかった。二人は結婚して長く、彼女の運転中に事故が起きたという。夫はこんな形で生き続けることは望まないでしょう——そう私に言ってきた様子ははっきり覚えているが、彼女自身はその決断を下すことはどうしてもできないでいた。私の前任の集中治療専門医は彼女のその様子から、生命維持装置を継続すべきであると解釈していた。だが私は彼女にこう告げた。『あなたがその決断を下す必要はありません。あなたの役目は、ご主人が望むと思うことを私に伝えることです。そして私の役目は、ご主人が私に望むであろう決断を下すことなのです』と。彼女は安堵の表情を満面に浮かべて私を見ると、『お願いできますか?』と言ってきた。その決断の責任を私が進んで負ったことを、彼女はとても感謝していた」

この文章を読みながら、私は「そうだ!」と叫びそうになった。これこそが欠けている部分なのだ! ICUでは、思わしくない予後のことは医者も家族もわかりはしても、死を一時的に先延ばしするだけのテクノロジーの使用について、最大にまで増やすのではなく抑制するという難しい判断はどちらもしたがらない。家族が私にする話の内容に基づいて、患者の代わりに私が解釈を行い、テクノロジーの使用の中止を提案することはできるのか?

医者と家族はどちらもが、患者の望みを支持しなければならないことを、ランディは再認識させてくれた。「医者にその判断をさせず、自分たちの望みと患者の望みとの違いを曖昧にして、患者が何を望んでいるのかはっきりしない状態にまで戻してしまう家族は多い」。患者自身の人生観や希望を家族が明確に示すことができなければ、医者はそれらを叶えることはできないのである。

「それでも」と、彼が書き添えた。「この責任を負おうとする姿勢やその意欲は――状況が適切であれば――非常に重要なのだ！」

ＩＣＵ医としての私自身の役割において、周囲にあるテクノロジーに対処する患者とその家族を手助けできる方法がついにわかったので、私は意を決して、自らの病気がＩＣＵでの死についての考えにどういった影響を及ぼしたか、ランディに尋ねてみた。

「自分の経験から、特別な治療法にではなく、患者の人生観や目標に集中する重要性が浮き彫りになった。私にとっては、胃ろう（ＰＥＧ《ペグ》）〔嚥下《えんげ》機能が損なわれた際に腹壁から胃へ管を通して栄養分を与えること〕は格好の例だった。救命救急臨床医の多くはＰＥＧを望まないだろう。私も進行性認知症であれば、絶対にＰＥＧは望まない。だがＡＬＳの場合は――要はケースバイケースなのだ」

ランディの病気は球《きゅう》麻痺型ＡＬＳとして知られるもので、口腔咽頭《いんとう》筋のコントロール――発話や嚥下能力――が失われたのち、手足や呼吸筋が弱まっていく。「一日に八キロのランニングをこなしているのに、ＰＥＧを検討するという事態も、完全にあり得る話なのだよ！」とのことだ。

このメールのやり取りによって、死のジレンマにおける自分の役割について多くのことが明確になり、洞察を得られた。しかもランディは、次のような忠告の言葉まで授けてくれて、これには頭が上がらなかった。「予後予測に伴う責任と義務は真剣に負うこと。若い医師の中には、自らの予測能力に対する自信が過剰な者、あるいは過少な者が目につくように思う。予後予測に関して大きく物を言うのは経験だ。患者一人ひとりについての自分の予後予測が何に基づいているのか注意と内省を怠らず、ほかの医師や看護師に予測を確認してもらうこと……自分の予後予測が、許容範囲内のＱＯＬについて自ら考える価値観に左右されないようにすること」

ランディとのこのやり取りを受けて、私は本書の最終章を書ける、いや正確には書き直せる、と判断したのだった。

一〇月は航空救急医療士にとって最高の月である。オンタリオの木々の葉は彩りを変えつつあり、北へ飛べば眼下三〇〇〇フィート（約九一〇メートル）に広がる森が、緑から黄色、オレンジ、赤へと変わるのを目にできて、まさに絶景なのだ。だがこのときの私たちは南方向へ飛んでいた。ビリー・ビショップ・トロント・シティ空港を離陸すると、オンタリオ湖を越えてナイアガラ・フォールズ地域へ向かった。眼下は青一色の湖である。女性がダンプカーにはねられたとの連絡だったが、私はこう予想していた。先に現場に到着する救急隊員から、私たちは来るには及ばないと言われると。ダンプカーにはねられたら、ポリシー四・四の基準に完全に合致する場合が多いからだ。

ところが驚いたことに、キャンセルの連絡は来なかった。それどころか現場に着いた隊員たちからは、近くのセント・キャサリンズ総合病院へ行き先を変更するように言われた。彼らは被害者を救急車に乗せて、すでに完全な〝ロード・アンド・ゴー〟状態に入っている〔外傷患者を五分以内に処置して救急車に収容し、病院へ搬送すること〕のに対して、私たちは現場までまだ一〇分かかるところを飛んでいたからである。ヘリコプターの操縦士が西に三〇度向きを変えると、私たちは数分で病院のヘリポートに到着した。

その地域病院では、一緒に働いたことのある救急科のバーニー医師が、患者の胸部に胸腔〔チェスト〕チューブ――大きなストローサイズのプラスチック製の管――を挿入しているところだった。床に血が飛び散る。救急隊員が自分たちの施した処置を伝えた。脈が数秒間取れて、CPRを数回行ってからエピネフリンを投与すると、また数秒にわたって脈が取れたという。

バーニーは輸血部門に血液を事前に頼んでおり、病院のオンコール外科医がこの女性患者を診るために向かっていた。彼女の血圧は60と危険なほど低く、脈拍は途切れ途切れで、輸血をしてもチェストチューブから血が出てくるばかりだった。

重症だからと言って、救急ヘリに乗せられない患者はほとんどいない――外傷外科医と外傷看護師がいる外傷センターに救急ヘリで搬送される外傷患者は生き延びる可能性が最も高いからだ――が、この女性患者については容体があまりに不安定だったため、ヘリでの移動は行わずに輸血による蘇生を試みることになった。私たちが彼女への対応を続けている間に、病院の外科医が自宅から車で駆けつけたものの、患者の様子をひと目見るなり血の気を失った。それほど状態が悪い彼女を手術室へ移すのを外科医は拒んだが、それも無理からぬことだった。その医者は一〇年以上、胸部の手術をしたことがなかったからである（多くの地域病院では、とりわけ胆嚢、腸の一部、ガンの塊を摘出する際は、一般外科医は腹腔内で処置を行うため）。

一時間ほどしたのち、外傷センターまでの一か八かの緊急フライトは可能なのではと、私たちは考えた。患者のヘモグロビン値は安定しており、現在のpH値は6・89と、〝検出不能〟状態から上昇していたうえ、命をつなぎとめるために、血液、昇圧剤、重炭酸塩の投与が続けられていたからである。私が救急科の研修医をしているハミルトン総合病院までのフライト時間は一五分だったので、急いで行動に移った。ところがヘリコプターが飛び立つや、患者の脈は弱まり、そして途切れた。私たちは代わる代わるCPRを行い、輸血バッグを強く握って彼女に血液を送り続けたが、頭上一五センチのところでは、エンジン音をかき消すようにアラームが鳴り響いていた。私は病院に無線を入れて、屋上で待機しておくよう要請した。

ハミルトン総合病院に到着するとすぐに彼女を降ろしたが、ヘリコプターのローターの気流までもが私たちを後押しするかのように流れていた。エレベーターで八階下のERまで降りて、裏通路を外傷四号室まで急いだ。そこでは一〇人ぐらいのスタッフが待機しており、その中にポール・エンゲルスの姿もあった。いつの日にか彼のようになりたいと、私が日頃から目標にしている外傷チームのリーダーである。

私はこれまでの経過を早口で告げた。バーニーとともに行ったあらゆる処置を話して、輸血量を伝えた――赤血球一四袋、凍結血漿八袋、セント・キャサリンズにあった血小板すべて（二単位）。だがエンゲルスは聞いていなかった。彼は患者の体に超音波プローブを当ててモニターを見ており、やがて口を開いた。「待った。できることは何もない」

そう言うと、彼は立ち去った。

私はこのとき、ものすごく腹が立った。蘇生に一時間半ほどもかけ、あらゆる手を尽くしてこの患者を外傷センターまで運んできたのに、できることは何もないだって？

死のジレンマに関する調査を仕上げようという今になって、私はこのときのエンゲルスには全体像が見えていたのだと気づいた。私は視野が狭くなっていて、pH値、チェストチューブ、輸血と、それぞれのものは目に入ってはいたが、全体像はすでに明らかだったのだ。患者は、胸部、頭部、腹部、手足にひどい損傷を負っており、少し離れたところから見たら、彼女が闘いに敗れたことは誰の目にもはっきりしていたのである。

さらにこの気づきにより、私が命を救おうと必死になって治療に当たっている現在のＩＣＵにおいても、自分の視野が相変わらず狭くなっているとわかった。私がそうなる理由は、あきらめるのが嫌だからである。モニター、変化する検査値、いっぱいになる尿バッグ、心電図の動きを目にして、自分が行っている治療は効果があると解釈している。アドレナリン全開状態で治療に入り込んでいるため、そこから抜け出すことも、一歩下がってこう自問することも難しくなっているのだ――「この治療は本当に効いているのか？　このまま続けるとどうなる？方針を転換して、緩和に移るタイミングなのでは？」

医者にとって以上のように自問するのはものすごく難しい。ナディア・トレモンティやクリス・ブレイクなどの緩和ケア専門家はそのことがよくわかっているので、トンネルを抜けた先にある光は期待とは異なるものかもしれないと、私たちに気づかせたいのだ。命を救う責任を負っている私たちは一歩下がって、自分たちの目標や患者の目標の再検討にも取り組まねばならない。そうする際の私たちは、方針を転換してばかりいて医学生時代の私のやる気をくじきかけた、例のＩＣＵ医のようになっているかもしれない。だがそれは問題ないどころか、正しいことなのだ。〝生〟のトンネルが長くなるにつれて、〝死〟のトンネルはどんどん短くなり、終末期の光は明るさが増していく。自分たちが通ることを望んでいたトンネルではないかもしれないが、それでもその先には光があり、それを患者が目にする手助けをするのが私の役目なのだ。

死のジレンマについて、私が医者だけに責任を負わせるのはフェアではない。私たちが治療を行うのは、治療の続行は間違いだとわかっていても、患者や家族から続けるよう求められるからだ。ただ、家族も解決策に関わる必要がある。彼らも立ち止まってよく考え、死を研究している歴史家のスティーヴン・ベリーが言ったように、テクノロジーの恩恵を受ける何十年も前の人たちがやっていた、過去の状況ではなく今の状況をあるがままに見て判断することをしなければならない。毎週の面会や話し合い、奇跡を望むことにかかるサンクコストは脇に置いて、冷静な再検討に取り組む必要があるのだ。ＩＣＵで一〇〇日過ごしたあとに、厳しい質問をするのである。ＩＣＵから出られる可能性はどのくらいあるのか？　このまま治療を続けた場合に起こりうる合併症にはどのようなものが？　決断する力は、医者と同じくらいに家族も持っているのである。

方針を転換するかどうかの決断にあたって決定権を握っている人物は、場所によって変わってくる。ロンドン在住のカナダ人医師マイク・クリスチャンの話では、イギリスでのパワーバランスはカナダやアメリカとは違って、家族へは移っていないとのことだ。「イギリスでは医師の自律性がかなり高い。医者が判断を下しているから、家族にかかる負担は大きくない。このことにはいくらかのメリットはあるように思う。

カナダやアメリカでは、そういった決断の負荷の多くを、私たちは家族にかけている。多くの医者が自らの負担は大幅に減らして、『すべては家族が決めること』と言っているようだ。でもこれには当惑を覚える。医者が自分の家族を治療することは明確に禁じられているが、これは感情が高ぶる状況では正しい判断を下せないと認識されているからだ。それなのにＩＣＵ

では私たちは患者家族を頼りにして、医学の学位も持っておらず、私たちがキャリアにおいて目にしてきた経験も一切ない彼らに、そういった判断を下すことを求めている。これは矛盾も甚だしいよ」

大切な人の治療を私にどこまで進めてほしいかと家族に尋ねると、彼らは当然ながらデータを訊いてくる。数字は誰もが求めるものであり、成功する確率を訊いてくるのだ。正直なところ例外はほとんどなく、私は推測するだけで、それはマイクも同じである。その答えが一パーセントや五パーセント、五〇パーセントでも関係なく、私が「ゼロパーセント」と言わない限りは、家族は〝あらゆる手を尽くすこと〟を望んでくる。凍死寸前だった学生のジャファーが望んだかもしれないように。

数字に関して厄介な点が、死なないのであれば生きられると思ってしまうことだ。生き延びる確率が五パーセントあるとする。これはICUでは、自力での歩行、会話、食事が可能という意味であり、死ぬ確率が九五パーセントあるという意味ではない。死ぬ確率はせいぜい六〇とか七〇パーセントだろう。では、残りの二五や三五パーセントは何か？　医者の多くが考えるのが、死よりもつらい運命だ。LTACHや介護施設、それか健康なときには思いもしなかったような生活、豊かな暮らしには必須だと多くの者がみなしている自立が、得られない状態のことである。

私がコミュニケーション能力を駆使して、こういった無理な判断に対処する家族を手助けできると考えるのは現実的だろうかと、マイクに尋ねてみた。ただマイクは、彼自身やＩＣＵにいるほとんどの者と同じように、私のことはすでに優秀なコミュニケーターだとみなしていて、こう言ってきた。

「家族による対処や、当然とも言える考えに至るのを私たちが手助けする必要は実際にあるけれど、医者にも変えられないものはある。自分たちのことではなく患者のことを考えるようにと彼らに頼んだところで、人がそうする能力には大きな差があるし、家族の一員が病気になったり怪我をしたりしたその日に、そのプロセスは始まるものでもない。生涯を通じて培われていくものだから、その変化を期待するのは奇跡を望むようなものだ。人の個性までは変えられないのだから」

つまり私たちは法律や医学が発展した社会において、この状況を自ら作り出したわけだが、テクノロジーの発展に遅れずについていくことは明らかにできていないのである。

「正しいバランスを見つけようとするのは難しいものだよ」と、マイクが言った。

まったくそのとおりである。

難しい判断をする心の準備ができている状態で、つらい状況に向き合う家族もいる。

私が本書を仕上げようとしていた頃、散歩中に重度の脳出血を起こしたという患者を入院させた。年配の男性で、身分を証明するものが何もなかったため、電子カルテは彼のＩＤを

〝2580、119M〟と自動生成した。

その男性が一一九歳ではないのは当然だったが、コンピューターが仮のIDをそのようにこしらえたのである。

この患者は挿管されて人工呼吸器につながれると、血圧を管理するために点滴が始められた。そのうちに警察が身元を突き止めて、中国語しか話せない妻を面会に連れてきた。私はICUで彼女と顔を合わせると、六五年連れ添ったものの命運が尽きてしまった、その夫のことを二人して見下ろした。

スピーカーフォン越しに通訳を介して、夫の容体が深刻であることを彼女に説明した。手の打ちようがないと、ありのままにはっきり伝える準備はできていると、自分でも感じていた。この男性には、気管切開術を施して栄養チューブを取り付けたり、LTACHへ送り出したりということはしたくなかった。彼が死のジレンマに巻き込まれるのは阻止するつもりだった。ほかの医者がやって来て、楽観的な見通しを示す前に。

ところが、私にはほとんど話す必要がなかったのだ。

この女性がすぐに言ってきたのが、夫は自立した人生を長らく送ってきたことと、機械につながれてまで生き続けるのは望まないだろうということだった。

私はほかの選択肢も説明したが、彼女は悲しみと確信を半々に交えながら、呼吸用の管を外すよう頼んできた。

私がマスク越しに微笑みかけると、彼女も微笑みを返してきた。私は安堵した。一瞬で取り決めが交わされたからだ。彼女は夫のほうを向いて、足をさすり始めた。その小柄な老婆が意識を失った夫の足をさすっている姿には、なんとも言えない美しさがあった。優しさと献身、そして心温まるものが感じられた。

呼吸療法士が気管内チューブを抜いて、心電図が平坦になるまで、彼女は足をさする手を止めなかった。やがて私のほうを見たので、私はうなずきかけた。彼女は中国語で礼を述べると、部屋を出て通路を歩いていった。心は傷つきながらも、気持ちには平安が訪れたのだろう。妻としての最後の務めを果たして、今や安らかな気持ちになっていたのだ。それは〝2580〟も同様である。

そして、私も同じだった。クリス・ブレイクが緩和ケアの仕事で行っている、ごく普通に思えるような美しい死の一つだった。

自分のときにもそう望みたくなるような死だった。

本書をお読みの読者に対して、ご自身の死を考えるようお願いするのは、私にとってつらいことである。ガンの診断や心臓発作、愛する人の死などを突きつけられない限り、自分の死について考える人はほとんどいない。そのため、思わぬ入院となったほとんどのＩＣＵ患者が、遺言書もなければ、最期の迎え方について誰とも話していない状態でも、驚くには当たらない。

ただ現実には、テクノロジーと医学のおかげで、医者が患者を病院のベッドという領域から解放したり、選択肢――合併症によって命を落とすまで残りの日々は機械に支えられて過ごすか、機械のスイッチを切って安らかに息を引き取るという決断を下すか――を提示したりということができない状況は、今後はますます一般的になるだろう。

私が初めて会ったときのジェリーは、病院から抜け出そうとしていた。イラついて好戦的だった彼は、数日間入院するともう十分だと判断して、出ていきたいと思っていたのだ。タトゥーを入れた体は極度の肥満で、髭はモジャモジャに伸ばしており、ハーレーのバイクを乗り回しては女性に向かって口笛を吹くようなタイプに見えた。

ジェリーの妻と子どもたちは、治療があるからじっとしているようにと言い聞かせることができず、誰が相手でもどんなことでも言い聞かせられるベテランの看護師長（本物の退役軍人）でさえ、うまくいかなかった。そこで私が呼ばれた――その夜の内科病棟担当だった医学生の私が。

ジェリーに対しては、ほとんどの医学生は震え上がっただろうが、私は現場での研修時に、彼のようなタイプを何人も目にしていた。受付まで足を運んで、彼のカルテに目を走らせた。ハミルトン総合病院は電子カルテを導入していなかったので（現在も導入していない）、そのカルテは手で触れられる本物のカルテだった（現代の同業者のために記しておくと、ペンで書かれた紙の束が三穴バインダーに綴じられたものである）。

ジェリーは、糖尿病、高血圧、高コレステロール血症で、これらの病気が組み合わさったことで動脈が損傷して、血液が足まで流れなくなっていた。それによって足のかかとに生じた潰瘍は、ゾンビ映画に使われてもおかしくないほどのひどい見た目をしていた。

彼はかなりの重傷で、細菌（ばい菌）が奥深くまで入り込んで血流を阻害しているうえ、心臓弁に付着していた――感染性心内膜炎である。心臓の三尖弁《さんせん》にキノコが生えたような状態になって、心臓の鼓動に伴う弁の開閉に影響を及ぼしていたのだ。ジェリー自身はまったく不安視していなかったが、弁の開閉がうまくいかなくなって、心室が血液を心房へ逆流させるのも時間の問題だった。そうなってはまずい。血液は前にしか流れてはいけないのだから。

ジェリーは手術室で弁の交換手術を受ける数日前に、抗真菌薬と抗生物質の点滴を投与される必要があった。だが彼は待つのが嫌だった。手術自体も受けたいと思わなかった。それに、死にたいとも思っていなかった。彼は自分の望みが正確にはわかっていなかったので、それを見つけ出すのが私の役目となった。

救急医療士を長年務めたおかげで、私は様々な状況で声を使い分けられるようになっていた。介護施設のご老人相手には穏やかで甘い声、要求ばかり言ってくる尊大な患者相手には落ち着いていながらも断固とした口調、喧嘩腰の酔っ払い相手には力強く厳しくという具合に。経験、直感、演技力という一風変わった組み合わせを頼りに、私はジェリーと顔を合わせた瞬間から、自分の声の調子を変化させていった。

力強く明瞭、そして多少イラついた声でジェリー相手に要点の説明を始めると、彼には選択肢が二つあると告げた――家に帰って命を落とすか、このまま病院に残って生き続けるか。後者を選択した彼は、落ち着いて待つことと、私の看護師たちに対して失礼のない態度を心がけることを約束した（彼が取引をした相手は私だったので、この取引が看護師にまで及ぶことをほのめかす意味合いで、私の看護師たちという表現を用いた）。

危機が回避されたので、私は夜間の少人数シフトによる火消しが必要な、ほかの火災現場へと戻った。ジェリーは抗生物質の投与コースを終えると、心臓弁を新しいものと交換することになっていたが、私がそれについて知ったのは数カ月後で、休暇で東南アジアにいたときに心臓血管ＩＣＵから連絡が入ったのである。

インド洋のど真ん中で船に乗っていた私は、各種電子機器を徹底的に電源オフにする休暇を数日送ったが、とうとう音を上げるとスマートフォンの機内モードを解除して、衛星ワイファイに接続した。すると集中治療専門医からメールが届いていたので開けてみた。

〝近くにいるのかな？　数カ月前に君が診たジェリーという患者が、君に来てほしいと言っている。生命維持装置を外してほしいとのことだ〟

メールの先を読み続けた。どうやらジェリーの血液内の細菌は胸骨にまで達していて、外科医は弁置換術の際に心臓にアプローチできるよう、この胸骨を縦に切開せざるを得なかったという。それが一カ月以上も前のことだった。ＩＣＵで人工呼吸器につながれたジェリーは衰弱しており、一方で感染症専門医は傷を治すために大量の薬を投与し、外科医は創面切除《そうめん》〔デブリードマン〕〔壊死した組織などを傷の表面から取り除くこと〕を行い、集中治療専門医は血流の改善を試みた。だが、どれもうまくいかなかった。医療チームに切り札はもう残っていなかった。するとジェリーは、またもやもう十分だと思ったのである。

ジェリーは、以前に夜中の病棟で私と交わしたやり取りが、入院してから経験した中で最も嘘偽りのないものの一つと感じたため、自分がすべきことについて私の意見を知りたがっていたと、彼の妻があとから教えてくれた。このときの私は地球の裏側にいたので自分の考えを彼に伝えることはできなかったが、もし出勤日だったら、まず間違いなくそうしていただろう。結局彼は人工呼吸器の停止を求めた。そして緩和ケアを受けて、妻に見守られながら息を引き取ったのである。

ＩＣＵでこのような選択をする患者は多くない。ただ、ジェリーの判断は本人にとって正しいものだったと、私は思っている。

ここでまとめてみよう。死のジレンマにおいて主役を務めるのは三人で、人工呼吸器もＥＣＭＯも除細動器も関係ない。まずはあなただ。自ら立てた計画もなければ、自分の治療の指針となる明確な希望もなく、不作為のせいでＩＣＵ入りとなった患者である。次は家族だ。悲しみと希望の両方を抱えた状態で、決断するのが不可能に思われるような選択を医者に迫られて、目の前が真っ暗になる。うまくいけば、家族は患者のあなたが望むとおりに考えてくれるが、うまくいかないと、家族は自分たちの感情に我を忘れて、一切の判断ができなくなる。そして最後は医者の私だ。看護、呼吸管理、薬学、血液学、栄養学、それにモニター画面上の数字を見つめる、病院に雇われた大勢の同僚たちとともに、あなたの命を救おうとしながらも、細部を気にするあまり、一歩引いて全体を見るのを忘れがちである。

これら三者はそれぞれが、死のプロセスにテクノロジーを応用する判断を下すことで、死のジレンマを終わらせられる力を持っている。そしてよくあるのが、思いやりある優しい人の場合は、それぞれの患者に対して正しい判断を下すことができて、死が正しいタイミングで正しい形で訪れるということだ。それでは、良い死を増やして悪い死を減らすには、どうしたらいいのだろう？　死のジレンマの方程式を今一度見てみよう。

死のジレンマの方程式

テクノロジー　×　（蘇生賛美　＋　死の否認）　＝　ぬか喜び

この方程式を解くには、まずは大きな力を握っているテクノロジーを現在の位置から外して、代わりに倫理的《エシカル》な場合の使い道を考える必要がある。ここでのエシカルとは、即死を防ぐのみならず、生への復帰を満足のいく程度に促すという意味だ。手術を行っても効果がなさそうな患者に対する手術を外科医が拒否できるのと同じように、ＥＲやＩＣＵの医師も悲観的な見通しに直面した際には明確な線引きができなければならない。即死を防ぐこと自体は、救命技術の応用には十分に正当な理由とは言えない。予後が不確かで、患者の人生観も明らかでなく、全力を尽くしても時間稼ぎになるだけという場合も当然あるだろう。だが、生命維持装置の使用を始める選択は再検討されるべきである。装置の開始と継続は、まったく異なるものだからだ。

　生命維持装置の使用を始める判断は、予後および患者の人生観が理解できれば明らかになることもある。生命維持装置を受け入れる前に、患者とその家族は自分たちが持っている選択肢について、しっかり知らされなければならない。現状ではこの部分が果たされていない例が多い。気管切開術やＥＣＭＯカニューレといった処置に関するインフォームド・コンセントを得ようと、医者は用意した長広舌を振るうが、患者が向き合うことになる回復までの長い道のりやつらい合併症が生じる可能性、また一連の行為の代替策――主に緩和ケア――に関する真実は伝えないのだ。医者がよく提示するこういったテクノロジーの必要性は、蘇生賛美と死の否認に覆い隠されているうえ、蘇生術の継続に伴う本当の代償についてのさらなる情報も与えられず、緩和の価値についても知らされないままなので、患者とその家族はテクノロジーを受け入れるほかに選択肢はないと思わされる場合が多いのである。

　テクノロジーを使うかどうかの判断は、仮に使用が選択された場合でも、患者の考えを最優先にし、なおかつ治療法の――技術面、医療面、緩和面における――あらゆる選択肢を完全に理解した状態で、謙虚さと思いやりをもって定期的な見直しが行われなければならない。家族は、回復までの長い道のりがどういったものになるのかを話してくれる医師の助けを借りつつ、蘇生賛美からは距離を置く必要がある。医師はテクノロジーがもたらす影響について現実に即した推測を行うが、結果についての説明は得意としているため、患者と家族はどのような処置が許容範囲かを決められるのだ。

医者にありがちなのが、「これ以上悪くなりようがありません」「白血球数は減少していま す」「胸部レントゲンは良くなりました」などと、物事の大きな枠組みにおいては意味がまったくなさそうな小さな改善を口にして、うまく取り繕うことだ。一見すると優しげで励ますようなこういった言葉は、患者が回復へと少しずつ近づきつつあるという間違った考えを生み出して、死の否認を強めるのである。死の否認に関しては、次の二つの優先順位を持つことでも対処が可能だ。早い段階から緩和的措置の使用について議論しながら積極的蘇生を続けることと、それらを導入する可能性がある時期の追求の二つである。緩和への方針転換がどういった感じになるのか、またどの時点でそれが患者の人生観と一致するのかがわからないまま、苦しみが増すばかりで効果がないかもしれない積極的治療を継続するよりほかに、家族には選択肢がないからだ。

苦しむリスクが、許容できる回復のリスク――この許容できるとは患者にとってという意味であり、患者を治療する外科医や医者にとってではない——よりも大きいと判断されたら、緩和ケアは行われるべきだろうか？　テクノロジーを倫理的に用いることと、継続中のケアのリスクとメリットの比較を行うことはどちらも、急性疾患を発症する前に個人によって検討され、愛情に満ちた家族の間で理解と受け入れを求めて話し合われると、最高の効果を発揮する。もっとも、治療の限度を示す事前指示書があれば、全員の負担やつらさが軽減されるのは確かだ。

当然ながら私のような医者は、特に重症疾患の初期における予後予測の難しさを認識して、謙虚な姿勢を貫かねばならない。テクノロジーの効果が十分に明らかにならないうちに、本書によって医者が早々と患者に見切りをつけるような事態になってほしくはないが、医者が善意はありながらも正確さに欠ける物言いで、「これはいい結果にはならないでしょう」などと言ってくるようなときでも、家族は医者のことを少し信頼しすぎているかもしれない。多くの場合において死のジレンマは、臨床状態や患者の希望がとりわけ明確でなければ、初期蘇生やＩＣＵでの最初の数日間は考慮に入れるべきではないのだ。

死のジレンマにおける利害関係者三人の関係が刺々しくなると、誰もが自制心を失って、手に負えない状況になる。現状では意思決定を代わりにほかの者にまで広げて、こういった決裂という事態に対応する体制になっている。判断が裁判所に任されると、これは妥当に思われるものの、実際のところは解決に何年もかかる悲惨なプロセスだ。倫理学者が任された場合は一方的な決定を下さねばならず、それによって新聞には見出しが躍り、関係者全員に悲しみがもたらされる。人間には自ら決める力が与えられているが、その決定を先延ばしにし、寛大さ、尊厳、平安の喪失を無視して、神に委ねることもできる。科学に任せることも可能で、その場合は私たち医者は患者を無期限に思われるほどグレーゾーンにとどめて、自分たちが救おうとしているのがもはや誰にもわからないぐらいになるまで、肌が荒れて筋肉がやせ細る患者の姿をゾッとしながら見守ることになる。科学が限界に達したこのアプローチによってもたらされる結果は、苦しみと財政上の破綻という二つだけのようだ。

私たちにはもっとうまく対処できるはずだし、死のジレンマを克服することができるのもわかっている。解決策は自分たちが持っていて、人間はその能力を何度となく行使してきた。スーダンという名のサイの話を引き合いに出すことによって、この点は私にも立証することができる。

ナジンとその娘のファトゥは、地球上に生存するキタシロサイの最後の二頭である。陸生哺乳動物としてゾウに次いで二番目に大きいこのサイは、健康ではあるものの、すでに機能的には絶滅している。ナジンの父親のスーダンは東アフリカが誇るこの亜種の最後のオスだったが、二〇一八年三月一九日に死んでしまったため、ナジンとファトゥは過去の象徴になることが運命づけられた。かつては何千頭もいたキタシロサイは内戦と密猟によって数が激減し、その角のグラム単価は金《きん》よりも高いという。

スーダンはケニアで大きく人気を博したため、彼を一目見ようと観光客が集まった同国のオルペジェタ自然保護区では、武器を携行した警備員が二四時間態勢で彼を守り、科学者も彼の研究に何千時間も捧げた。スーダンが死ぬと大きな話題を集め、『ニューヨーク・タイムズ』紙や『ナショナルジオグラフィック』誌を始めとする世界中のマスコミに取り上げられた。

四五歳になっていたスーダンの命がもう長くないことは誰の目にも明らかで、息を引き取る数週間前には体の動きが落ちて衰弱していた。体には傷があったが、獣医が手を尽くしても一向に治らなかった。キタシロサイが映画『ジュラシック・パーク』に出てくる恐竜のように将来的に復活できることを期待して、彼の精子はアメリカ・サンディエゴの研究所で冷凍保存されたが、悲しい現実が迫ってくると、オルペジェタの人たちは誰もが顔を曇らせた。

スーダンが息を引き取る当日、過去数十年にわたってこのキタシロサイを生かそうと奮闘してきた飼育員たちが彼を取り囲んだ。前夜の日の入り前に地面に体を横たえたスーダンは、もはや衰弱して立ち上がることができなかった。鎮痛剤をつぶしたものを混ぜたバナナが与えられると、飼育員たちが次々に声をかけていった。スーダンは体をなでられ、愛情を注がれた。そして、この大型の哺乳動物を地球上から消し去ることをはっきり認識しながら、彼らはスーダンを安楽死させた。打ちひしがれた彼らの様子をとらえた写真は世界中に広まった。

スーダンに愛情を注いできた飼育員たちが、彼を死に向かわせる手助けをする気になり、その過程でキタシロサイを機能的な絶滅へ至らせられたのなら、私たちも人の命の正当な終わりを間違いなく認識し、愛する人たちが機械に煩わされずに尊厳ある死を迎えるのを認められるはずである。

テクノロジーが強力になり続ける一方で、この社会の人たちが自らの最期について考えることを拒み続け、事前の計画も持たないまま不意にＩＣＵ入りすることになった場合、私のような医者は家族を相手に戦い続けることになる。

一体どうすれば同じ考えに至り、ヒューマニズムと愛情と死の受容という原則を共有することができるのか。それこそが、私が本書の執筆を始めてから、答えを得ようとしている問題である。

コミュニケーションに関するワークショップを行っている緩和ケアの専門家や、人の心に届くフレーズを選んでいる精神分析医は、みな善意の持ち主だ。彼らは専門的で、その努力は徹底している。だがその取り組みはその場しのぎのもので、病院のどこよりも患者の病気が重く、緊張感が高く、時間が短いＩＣＵに行き着いた患者とその家族、そして医者の間に存在する深い溝を覆い隠す応急処置でしかない。

そのせいでコミュニケーションの崩壊が生じている。医者には事実をうっかり口にする程度の時間しかなく、家族には自分たちの恐怖や人生観を深く探る機会がないのだ。

さらに悪いことには、医者が緩和ケアの専門家や精神分析医から受ける訓練により、難しい会話で相手を負かして、希望する状況を手に入れられるという考えが、私たち医者の間に植え付けられている。終末期の会話を討論に見立てた、この〝自分たち対彼ら〟というアプローチのせいで、私たちは失敗に至ってしまうのだ。

組織心理学の専門家で、ペンシルベニア大学ウォートン校の教授であるアダム・グラントが自著『THINK AGAIN 発想を変える、思い込みを手放す』で用いた用語が、私の印象に強く残った。

それが〝理屈ばかりのいじめっ子〟である。

理屈ばかりのいじめっ子は自分が知っていることを重んじて、人々の考えを変えるために事実を武器として用いる。ただ、気持ちが固まっている人が相手の場合は、事実を突きつけても相手の姿勢を変えることはできない。強硬に反対するその相手は、自分なりの考えなどを持ち出して、そういった事実に的を絞って反論してくる。双方が本気で意見をぶつけ合うと、収拾がつかなくなる。

私は自分が理屈ばかりのいじめっ子であることに気づいた。患者家族が私の考えに同意しないと、私は彼らに事実を突きつけて、合理的な意思決定プロセスと思われるものに関する自らの専門知識を行使しているが、これは明らかに感情に突き動かされた行動である。

グラントが提案しているのが、好奇心旺盛な〝動機づけ面接〟のエキスパートになる選択をして、自分の中に存在する理屈ばかりのいじめっ子の部分を捨て去ることだ。動機づけ面接では、医師は人々の立場における微妙な違いに目を向けさせようとする。このテクニックを用いたら、人は過激にならないことが、精神分析医にはわかった。相手の立場を尋ねると、変化に対して心を開かせることができるのだ。

理屈ばかりのいじめっ子が飛びつくのが〝維持トーク〟である。立場を強める事実や考えをまとめたりして、現状を維持することだ。だが、動機づけ面接のエキスパートは〝チェンジトーク〟がないかと会話に目を光らせ、変化を起こそうという願望や能力や強い意志についての言及に耳を傾けている。

どの医学生も動機づけ面接のようなものは教わるが、片手間に教わっているにすぎない。ワクチンを接種する意欲の向上を示す調査結果など、動機づけ面接の効果を裏付ける証拠はたくさんあるものの、悪い知らせを伝えるワークショップへの参加を余儀なくされた私のような経験の乏しい者にとっては、真実味に欠ける試みであることに変わりはない。これを上手に行うには練習と技術が必要だが、その道のエキスパートになると、患者やその家族とより良い関係性を築けて、方針を転換する機会が得られるようになる。ただそれだけでは、十分とは言えない。

グラントは『ニューヨーク・タイムズ』の意見記事で、次のように述べている。「他人の考えを変えるのが自分の役目だとは、私はもう思っていません。私にできるのは、相手の考え方の理解に努めて、考え直すことに抵抗がないか本人に尋ねるだけです。あとはその人次第です」

死が避けられない結果だと誰の目にも明らかなのに、おびただしいほどの医療技術をそれでも求めてくる人たちの動機を真に理解するのが、私のような医者の役目である。相手をやり込めて勝利するという自分たちの取り組みを排除する、この新たなコミュニケーションモデルについて考えることで、文字通り生死に関わる話し合いに運命が左右される患者を中心に、医師は最新の判断を下せるようになるのだ。

簡単に言えば、私たち医者はエゴを脇において、自ら好奇心を持つ必要がある。患者の人生観や信条について知り、患者家族が抱える恐怖に耳を傾けなければならない。そうすることによって初めて、医学への敬意だけでなく、人間性への愛情をもって、患者のことを支えられるようになれるのだ。

私が救急医療士の仕事をやめた理由は、次に起きることを知りたかったからだ。仕事の満足感に空白が生じたため、私はＥＲへと歩みを進め、さらに今はＩＣＵにいるが、患者の後を追って病棟やリハビリや自宅にまでついていきたいというかつての望みも、以前のような空虚さも感じていない。マックマスター大学で面接を受けた際に医者になりたい理由を訊かれて、「人の命を救いたいからです」と答えた理由は文字通りの意味だったと、今の私には理解できる。

そのため当然ながら、人の命を救えないと、気分が沈んで現実を受け入れたくなくなるが、それでも努力は怠らない。自分にはまだ救える命があると、はっきりとした意志と信念を持って努力を続けている。自分が抱えている罪悪感を和らげようとしたり、悲しみに暮れる家族に心のこもった言葉をかけたりと、抵抗の少ない道を選ぶときもある。奇妙にも、患者を生命維持装置につなぐのが最も容易に行える場合も多い。

だが、医者として五〇年のキャリアを持つロン・スチュワートも悟っているように、医者の役目とはある時点で、「もうできることは何もない。蘇生処置を続けてもどうにもならない」と終わりを告げることである。これは簡単にできると思われるかもしれないし、尊厳死をもたらす緩和ケアが、命を救うことと同じくらいやりがいがあるのは、私にもわかっている。それでも、終わりにするタイミングが訪れたと判断する私のことを家族が信頼してくれなければ、私は頭を抱えることになる。誰もがそうなるのだ。

私は医者として、最高の医学を示すだけでなく、自分が治療する責任を負った患者への医学の適用を真摯に行うことで、信頼を勝ち得なければならない。これはつまり、医学の限界と終末期の現実を認識して、並外れた透明性と正直さでコミュニケーションを図ることである。

死はすべてを制するが、それはあらゆるものに限界があるからだ。だが死を受け入れることで私たちには限界がなくなり、不死のティトノスが体験したような苦しみから解放される。必ず死ぬという運命は、人間が持つ最も普遍的な特性と言えるだろうが、私たちはこの運命を認めるだけでなく積極的に受け入れて、なおかつ生かさなければならない。死後の世界に対する信念によってであれ、肉体にある生化学物質が自然に還るという信念によってであれ、死は終わりではなく、必ず通る通過点としてとらえることは可能なのだ。トールキンの物語を信じるなら、死は神からの心優しき贈り物なのだから。

緊張が高まって感情が爆発しているＩＣＵで、私に言えることとは何か？　救急医療士の頃を振り返ると、患者の心臓の調子が悪くて拍動がなかったり、肺の調子が悪くて酸素を取り込めなかったりした、そういった現象の単純さは、死という最期の瞬間の結末を明確に表していた。これらの現象が急に起きることにはメリットもあったわけだ。ＩＣＵにおいて、臨床的にも理性的にも折り合いをつけねばならないのが、死というプロセスである。〝蘇生か緩和か〟という誤った二項対立とは袂《たもと》を分かち、人命を救うことと最期の瞬間のお世話をすることの両方の努力を結びつけるためなら、私はどんなことでもするだろう。

ＩＣＵ医が患者を気にかけると同時にその家族の考えを理解し、家族のほうも終末期における医療の限界を理解していると、最期まで愛情を込めて患者の命を尊《たっと》ぶ協調関係を築くことができる。

医者のコミュニケーション能力の進歩は医療技術に比べて大きく遅れてはいるものの、死のジレンマは家族と医者との対立や、科学と感情という言語間の単純な翻訳ミスがすべてではない。私たちは誰もが、共通言語である愛情に基づく言葉を用いているのだから。そして愛情に満ちた人生において、適切なタイミングで訪れる死を望む心の余裕も、自分たちの中に見つけねばならない。苦しみも痛みも不安もない死。穏やかで意義深く、あえて言うなら美しい死を。

本書の執筆後、人命を救うという私の意志はかつてないほど強固になっている。一方で、苦しみのない尊厳死や、早すぎることも遅すぎることもなく、誰にでもいつかは訪れる死を尊重する気持ちも、同様に強まっている。

終わりに――本書を読み終えたあなたがすべきこととは？

あなたが本書を手に取った理由はなんだろうか。身内や友人に重病人がいるのかもしれないし、あなた自身がショッキングな診断を受けたせいかもしれない。生命維持装置の中止や長期ケア施設への入院許可について判断を下す立場に立たされて、自分がしたことは間違っていなかったと安心を求めていたのかもしれない。それとも私のように、死のジレンマのことが科学と宗教と法律と社会が混乱するほどぶつかり合っているように思えて、興味深く感じたのかもしれない。ともかくもここまで読んだのだから、次にすべきことを知りたいと思っていることだろう。ではここで、読者が歩むべきステップを記してみたい。

ステップ１：死について考えること。これはすでに行ってきていることなので、次のステップに進んでもらって構わない。

ステップ２：死について話すこと。まずは友人相手に話すことが一番簡単かもしれない。本書の内容を理解し、自らの人生観や信念と照らし合わせてみるのだ。次は家族に話してみよう。祖母の生命維持装置を外すとか父親を介護施設に入れるといった将来の話は嫌がられるかもしれないが、プレッシャーが何もなくて、誰もが冷静で落ち着いている今だからこそ、つらい話をしておくのだ。こういった会話を避けられなくなるまで先延ばししても、大抵はあまりうまくいかないものである（これについては、経験者である私の言葉を信じてほしい）。

ステップ3：死について書くこと。法的なアドバイスを受けながら、自分の希望を紙に書き出すのだ。指名した人物があなたの希望を実行するという同意の取り付けも忘れずに。あなたの書いた文書が真正かつ不備のないものにすることも重要で、さもないとあなたが自分の口で語れなくなった場合に家庭内でいざこざが生じて、本物の書類だと認められない恐れも出てくる。また、臓器提供者としての登録も検討してみよう。悲劇からでも何かいいことを生み出すのだ。そして書類は常に最新の状態にしておくこと。人生が進むにつれて、死に関するあなたの考えも変わるかもしれないからである。

ステップ4：自分の人生を生きること。死は避けられないが、予測できるものではないと、私は救急医として毎日のように気づかされている。いい人生を送ること――自らの死に備えてすでに計画済みなら、自分の人生を生きるのは間違いなく容易になる。何も老後の蓄えをオーストラリア行きの飛行機のファーストクラスのチケットにつぎ込むべきと言っているわけではないが、生涯をかけて築いてきたあらゆるものを瞬時に失ったとか、仕事の報酬を手にするチャンスを逃してしまったという働き者を、私は大勢見てきた。喜びを今、味わうことと、後のために貯金することのバランスを見出してみるのだ。

そしていよいよというときになったら、私たちはＩＣＵで会うこともあるかもしれない。その際には、あなたの命を救うために、私は全力を尽くすつもりだ。もしそれができないような場合には、あなたには良き死を祈ろう——早すぎることも遅すぎることもない死を。

謝辞

本書の執筆に際してご協力いただいた多くの方々に、心からの感謝を捧げたい。

まず感謝したいのは、医者の筆跡を解読したうえで医者の考えを明解にするという、類いまれな能力を持つ編集者のアレックス・シュルツと、本書の制作に関して優れた指導を授けてくれたダグラス・リッチモンドだ。続いて、本書の元となった評論を巧みに編集してくれたローレン・マッキオンに感謝したい。それと、複雑な話を探求する必要性を見抜き、それを伝える私のことを信用してくれた、ハウス・オブ・アナンシ・プレスとザ・ウォルラスの全チームにも。

医療における私の指導者たちにも感謝を捧げる。ランディ・ワックス、アンドリュー・ヒーリー、アリソン・フォックス＝ロビショー、ミッシェル・ウェルスフォード、ローリー・モリソン、アラン・クレイグ、レベッカ・アスラクソン——特に以上の方々には、日々の行為にかかる重圧の対処法と、科学と人間性を結びつけて医療行為に生かす方法をご教授いただいた。

ＥＲとＩＣＵの同僚たち——ソーシャルワーカー、看護師、呼吸療法士、栄養士、病棟事務員、救急医療士、医師、初学者——は、どちらの労働環境もメンタル面で持続可能なものにしてくれており、感謝したい。

執筆者としての私を見込んで応援し続けてくれた、ジェン・ピエン率いるペガサス・ライターズ・グループに感謝する。それと、執筆に関するアドバイスを提供してくれた友人のクリス・ブレイクにも。

オハイオなどにおける麻薬の状況について素晴らしい報告をしてくれたゲイブリー・スティーヴンと、私が行うあらゆることにジャーナリストのノウハウを応用する方法をご教授いただいたロブ・スタイナーに感謝を。医療と執筆をミックスする私にキャリアガイダンスを授けてくれたシーマ・マルワハにも。

親友のトーマス、ボブ、シヴォーン、スミート、サスに。君たちがいつも私のそばにいてくれると思うだけで、勇気が湧くし、夜もぐっすり眠ることができる。

パートナーのフェルナンド・バレンシアに。君が無条件に励ましてくれたおかげで、闇を掘り下げて揺らめく光を見つけることができた。

一般的な規範に対して声を上げるように私を育ててくれた、両親のことも誇りに思う。その習慣は、医者としてもジャーナリストとしても、私の役に立っている。一緒に育って共犯者になってくれた妹のヘザーにも感謝したい。

そして最後になるが何よりも重要な存在だった、死のジレンマに関して私に話を聞かせてくれたそれぞれの人に感謝を捧げる。皆さんの話のおかげで、本書は内容が豊かになったうえ、生きる意味と死ぬ意味、そしてその間のどこかに存在する意味について、私の理解も深めてくれたのだから。

付記

職業倫理上、個人や場所の詳細を明かすことを制限された場面がいくつかあり、その場合には、重症患者を治療してきた一七年に及ぶ自らの経験を反映して、一部に手を加えている。また、医者として、同僚として、そして友人として、私に対して人々が寄せてくれた信頼を損なわないよう、偽りなく説明するよう最善を尽くした。

救急医療のストレスや時間の経過により、エピソードに色付けされたケースや、話に一貫性を持たせるために出来事の時系列を変更したケースもありうる。本書内に誤りがあれば遺憾だが、それらは意図的なものではなく、すべては私の責任だ。

著者　ブレア・ビガム（Blair Bigham）

ジャーナリスト、科学者、救急医、ICU医。マックマスター大学とスタンフォード大学で学ぶ。現在、トロント大学マンク国際問題研究所のグローバル・ジャーナリズム・フェローとセント・マイケルズ病院の准研究員を務める。『トロント・スター』『グローブ・アンド・メール』『ニューイングランド医学誌』『カナダ医師会誌』などに寄稿している。

訳者　中川泉（なかがわ・いずみ）

翻訳家。訳書に『いつになったら宇宙エレベーターで月に行けて、3Dプリンターで臓器が作れるんだい⁉』『オリビア・ニュートン・ジョン自伝』『LAメタル・エクスプロージョン』、共訳書に『ビッグヒストリー』『生物の進化大事典』などがある。

中断される死
現代医療はいかに死に方を複雑にしているか

2024 年 2 月 15 日　第 1 刷印刷
2024 年 3 月 7 日　第 1 刷発行

著者――ブレア・ビガム
訳者――中川泉

発行者――清水一人
発行所――青土社

〒 101-0051　東京都千代田区神田神保町 1-29　市瀬ビル
［電話］03-3291-9831（編集）　03-3294-7829（営業）
［振替］00190-7-192955

組版――フレックスアート
印刷・製本――シナノ印刷
装丁――國枝達也

ISBN978-4-7917-7622-1
Printed in Japan